JN209196

訪問看護ステーションの労務管理

加藤明子

看護師・特定社会保険労務士・医療労務コンサルタント

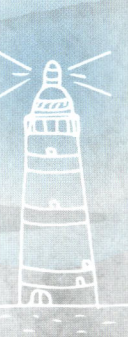

日本看護協会出版会

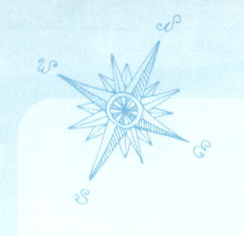

はじめに

　地域にお住まいの病気や障害がある方とご家族を支えたいという気持ちで開設、運営されている訪問看護ステーション。管理者の方のお話を聞くたび、その情熱に心を揺り動かされることも少なくありません。一方で、情熱だけでは安定した運営を続けていくことが難しい……という厳しい現実も目の当たりにしてきました。

　筆者は、訪問看護ステーションを「船」だと考えています。管理者はその船の「キャプテン」、職員はキャプテンの強い思いに惹かれて集まった「クルー」。地域医療という大海原では、大小さまざまな波が押し寄せてきますから、キャプテンのリーダーシップや勘、経験だけに頼っていてはそれらを乗り越えられません。キャプテンとクルーが共に船を動かしていくことが重要でしょう。さらに、安全に航行するためには、指針となる「灯台の光」が必要です。その灯台の光に当たるものが、社会の集合知である労働関係法をはじめとした法律なのです。

　筆者は特定社会保険労務士として、訪問看護ステーションをはじめとしたさまざまな事業所において、働きやすい職場づくりのお手伝いをしています。看護師としての経験があるため、看護管理者の方からもご相談を受ける機会があるのですが、労務管理、特に法律に関する内容には、苦手意識を持つ方が多いようです。

　そこで本書では、堅苦しい印象がある法律を少しでも身近に感じてもらえるよう、原文の通りではなく分かりやすい言葉で表現しました。ただし、社会の動向に応じて法律は改正され、解釈は変化します。本書で取り上げている法律および解釈は、2019 年 2 月時点のものであることにご留意ください。

　法律というと、縛るもの、自由を阻害するものというような、ややネガティブなイメージを持つ方もいらっしゃるでしょう。しかし、法

律によって社会の安定・秩序が保たれています。法律は、いわば荒れ狂う大海を船が安全に運航するための基盤であり、キャプテンの強い味方なのです。

　昨今の働き方改革と労働関係法に関する報道の増加や、コンプライアンス（法令順守）意識の高まりを受けて、訪問看護ステーションの管理者の方から筆者への相談も増えてきました。自身の訪問看護ステーションの就業規則が法律に沿ったものか確認したいという声や、新しく管理者になったので労務管理を学びたいという声。本書はそれらの声に応えるべく、基本となる法律を押さえつつ、普段の労務管理で何をすればよいかを整理しました。

　「序章」では、訪問看護ステーションにおける労務管理の全体像を示しました。詳細については、続く「第1章：労働条件」「第2章：人事」「第3章：労働安全衛生」で解説しています。管理者からのよくある疑問に答えたQ&Aや、職員のモチベーションを上げるアイデアも掲載しています。

　本書には、案内役として訪問看護ステーションの管理者である青海船子さんとその職員である緑川さんと黒山さんが登場します。青海さんたちと一緒に、労務管理を楽しく学んでいただければ幸いです。本書が、訪問看護ステーションという船の安全かつ充実した航海の一助となることを願っています。

2019年3月　加藤明子

contents

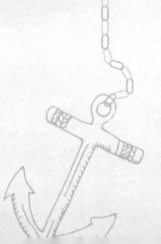

序章

労務管理の目的

なぜ労働関係法を知らなくてはならないのか

　訪問看護ステーション（以下、ステーション）には労働関係法を守る義務があります。

　日本国憲法は、「基本的人権」の１つとして勤労の権利を保障しています。そして、賃金・就業時間・休息などの基準を法律で定め、**労働者が人間らしい生活を送ることができるようにしています**。この日本国憲法に従って、具体的に制定された法律が労働基準法などの労働関係法です。

　中でも**労働基準法は労働条件を定めるさまざまな法律の基盤です。労働条件の最低基準を定めており、全ての労働者に適用されます**。つまり、ステーションをはじめとした、人を雇う全ての事業所は労働基準法を順守する義務があるのです。労働基準法を順守するための仕組みとして法律に罰則規定が

図1　労働基準行政を任う組織

厚生労働省	都道府県労働局	労働基準監督署	方面（監督課）	**申告・相談の受付**…労働相談などに対応 **監督指導（臨検監督）**…労働基準法などの法律に基づいて定期的にあるいは労働者からの申告などを契機として事業所の労働条件の確認を実施 **司法警察事務**…重大・悪質な事案について労働基準法などの違反事件として取り調べなどの任意捜査や逮捕などの強制捜査を実施
			安全衛生課	労働安全衛生法などに基づき、労働者の安全と健康を確保するための指導などを実施
			労災課	労働者災害補償保険法に基づき、労働者の業務上または通勤による負傷などに対して調査をした上で、保険給付を行う

（厚生労働省，都道府県労働局，労働基準監督署：労働基準監督署の役割. 2013. を基に作成）

図2 労働基準監督署が実施する監督指導（臨検監督）の流れ

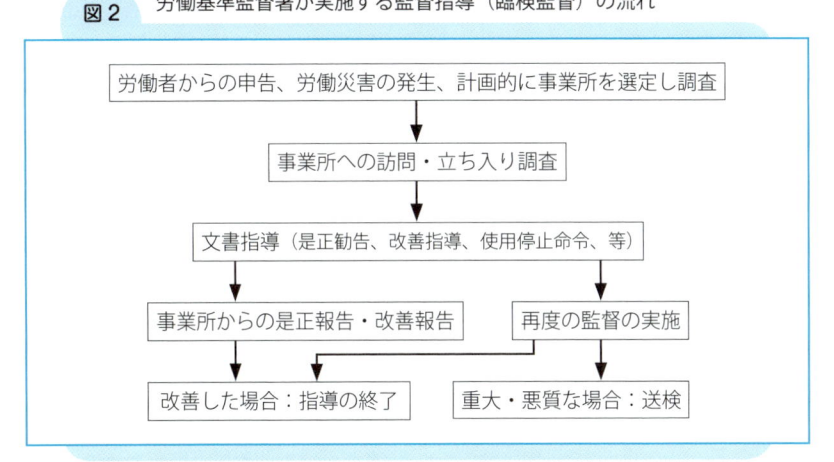

労働者からの申告、労働災害の発生、計画的に事業所を選定し調査

↓

事業所への訪問・立ち入り調査

↓

文書指導（是正勧告、改善指導、使用停止命令、等）

↓

事業所からの是正報告・改善報告 ／ 再度の監督の実施

↓

改善した場合：指導の終了 ／ 重大・悪質な場合：送検

（厚生労働省，都道府県労働局，労働基準監督署：労働基準監督署の役割．2013．を基に作成）

設けられているほか、労働基準監督官に調査や監督の権限を付与しています（図1、2）。

　労働時間の管理などを義務化、時間外労働（残業時間）の上限を定めた働き方改革を推進するための関係法律の整備に関する法律（以下、働き方改革関連法）が 2018 年 6 月に成立し、2019 年 4 月より施行しました。報道等により、世間一般で働き方や職場環境改善への関心が高まっています。ただ義務だから守るというだけではなく、人材の確保・定着のためには働きやすい職場をつくることが必要不可欠という視点から、法律が定める労働条件等の知識を持ち、労務管理を行うことが大切です。

訪問看護は公益性の高い事業

介護保険制度の各サービスは、保険料と公費で賄われる公益性の高い事業であることから、介護保険法に基づき、自治体には介護サービス事業者等に対する監督指導等の実施権限が与えられています（表1）。

　労働基準法に違反した運営を行っていた介護サービス事業者等が相次いで発覚した背景を受け、介護保険法においても労働関係法の順守を徹底するように、2011 年の介護保険法の改正で介護サービス事業者等の指定欠

表1 都道府県・市町村が実施する指導および監査

指導	集団指導	制度管理の適正化のための指導	指定事務の制度説明や介護保険法の趣旨・目的の周知および理解の促進、介護報酬請求に関わる過誤・不正防止に関する指導
	実地指導	運営指導	利用者の自立支援および尊厳の保持を念頭に置き、制度管理の適正化とよりよいケアの実現に向けて、介護サービス事業者等の質の確保・向上を図ることを主眼として人員配置、設備、労働関係法順守等に関する指導を実施
		報酬請求指導	報酬基準等に基づき必要な体制が確保されているか、個別ケアプランに基づきサービス提供がされているか、多職種との協働は行われているか等に関する指導を実施
監査	報告等		・通報・苦情・相談等により介護給付に関わる基準に違反等がないか確認する必要がある場合に実地検査（報告や帳簿書類の提出等）を実施 ・基準違反に至らないときは改善報告書の提出を求める ・基準違反が発覚したときは、改善勧告→改善命令・公示→指定の効力の全部または一部停止→指定の取り消しの順に措置を講じる

（厚生労働省老健局：介護保険施設等実地指導マニュアル平成 22 年 3 月改訂版. 2010. および厚生労働省老健局：老発第 0328 第 3 号介護保険施設等の指導監督について（通知）. 最終改正平成 30 年 3 月 28 日. を基に作成）

格要件および取消要件に労働基準法等違反者が追加されました。労働基準法を順守しなければ、介護保険の指定事業者から外されてしまう可能性があります。

　利用者の信頼を獲得し、安定したステーション運営をするためにも、法律や制度を知ることは重要です。

労務管理の全体像

通年で行う労務管理、ライフイベントごとに行う労務管理

労務管理といっても何をしたらよいのかが整理できず困っているという管理者の方のために、**通年で行う労務管理**（表2）と**職員のライフイベントごとに行う労務管理**（表3）をチェックリストにまとめました。詳細は、第1章〜第3章の該当ページをご確認ください。厚生労働省が作成している「医療分野の『雇用の質』向上のための勤務環境改善マネジメントシステム導入の手引き」に記載されている労務管理チェックリストも参考になるでしょう。

表2 通年で行う労務管理

就業規則【p.10】
□ステーションの規程（例：服務規程、コンプライアンス規程、情報保護規程）を整備し、定期的に見直しをしているか
□異なる雇用形態（常勤・短時間勤務・有期雇用・派遣など）の間に不合理な待遇差はないか
□均衡待遇を推進しているか

労働時間【p.14】
勤務実態の適正把握
□労働時間を正確に把握しているか
□時間外労働（残業）の取り扱いは適正か
□36協定の内容（延長時間の限度、対象者等）は適正か
職務分析（業務量、作業効率、進捗状況などの分析）
□長時間労働の有無や長時間労働の原因を把握しているか
□職員間の業務量のバランスは適切か
□作業効率はよいか

序章

賃金【p.25】

□法律に従って賃金が支払われているか

休日・休暇【p.34】

□休日出勤の頻度、内容は適正か
□代休、振替休日の取り扱いは適正か
□有給休暇の取得率は適正か
□有給休暇の取得者に偏りはないか
□有給休暇の付与方法は適正か

教育・研修【p.63】

□専門職としての規律に関する教育をしているか
□ステーションの研修の取り扱い（強制参加か任意参加か）と内容は適切か

労働安全衛生【p.123】

ハラスメントやトラブルの予防・対応

□ハラスメントやトラブルの防止対策（防止規則の策定等）を講じているか
□ハラスメントやトラブル発生時の対応マニュアル等は適切に運用されているか
□ハラスメントやトラブル発生時には適切な対応ができたか

安全配慮義務

□本人の申し出に関わらず、職員の心身の健康に配慮する義務を果たしているか
□労働安全衛生法に基づき1年以内ごとに1回の定期的健康診断を実施しているか
□長時間労働者の面接指導をしているか

ストレスチェック制度（職員が50人以上の場合）

□ストレスチェックを実施しているか
□受検の拒否、結果の提供への不同意、面接結果等により不利益な取り扱いをしていないか

福利厚生の設計

□職員の勤労意欲が増す福利厚生になっているか
□経営上、無理のない制度設計にしているか

表3 職員のライフイベントごとに行う労務管理

個人的なライフイベントに沿って生じる諸手続き	
転居	□通勤経路の申告、通勤手当の変更
結婚・離婚	□氏名変更　□社会保険や税務上の扶養に該当するか否かの確認
妊娠 【p.48】	□妊娠と仕事の両立支援体制の構築（時間外・休日労働、深夜業の制限、母性健康管理の措置等） □体調不良時の対応 　休業（傷病休暇、欠勤、有給休暇）の手続き 　手当（健康保険の傷病手当金、有給休暇、見舞金等）の手続き □妊娠・出産等を理由とした不利益な取り扱いをしていないか
出産	□扶養手続き
育児 【p.48】	□育児と仕事の両立支援体制の整備（育児休業、短時間勤務制度、時間外・休日労働、深夜業の制限、子の看護休暇） □育児休業等を理由とした不利益な取り扱いをしていないか
介護 【p.55】	□介護と仕事の両立支援体制の整備（介護休業、時間外・休日労働、深夜業の制限、介護休暇等） □介護休業等を理由とした不利益な取り扱いをしていないか
傷病 【p.43】	□傷病の確認：労働災害・通勤災害か私傷病による被災か □労働災害の補償（療養（補償）給付、休業（補償）給付、傷病（補償）年金、障害（補償）年金等） □私傷病の対応 　休業（傷病休暇、欠勤、有給休暇）の手続き 　手当（健康保険の傷病手当金、有給休暇、見舞金等）の手続き □治療と仕事の両立支援体制の構築
労使関係の諸手続き【p.71】	
入職	□面接時の説明や労働条件通知書と実際の労働条件に相違はないか
退職	□退職理由、退職後の手続き、退職後の注意点を確認したか
解雇	□解雇制限に当たらないか、解雇予告手当は必要か
異動	□処遇の変更
雇用形態の変更	□処遇の変更　□役職の変更　□業務内容の確認・調整

管理者が知っておくとよい社会保険

　私たちの生活を取り巻く社会保障制度にはさまざまなサービスがありますが、ステーション管理者が職員の労務管理をする上で特に知っておくとよい社会保障は表 4 に示した社会保険です。社会保険のうち、**労働保険は「労働者災害補償保険（労災保険）」と「雇用保険」のことを指します。狭義の社会保険は「健康保険」と「公的年金」を指します。**それぞれの管轄は、労災保険は労働基準監督署、雇用保険はハローワークです。健康保険は協会けんぽや健康保険組合など加入先により異なります。公的年金は日本年金機構です。

表 4　　社会保険の種類

労災保険	業務中や通勤途中のけが、病気、障害、死亡の場合に補償
療養（補償）給付、休業（補償）給付、障害（補償）給付、遺族（補償）給付、葬祭料 / 葬祭給付、傷病（補償）年金、介護（補償）給付、二次健康診断等給付	
雇用保険	失業時や育児休業、介護休業を取得した場合の補償、教育訓練の給付など
失業給付、育児休業給付金、介護休業給付金、教育訓練給付金等	
健康保険	私傷病時や出産時などに手当金等を支給
療養の給付、高額療養費・高額介護合算療養費、移送費、傷病手当金、出産に関する給付等	
公的年金	高齢となり働けなくなったとき、病気やけがで身体に傷害が残ったとき、主たる生計者を亡くしたときなどに年金を支給
障害年金、老齢年金、遺族年金等	

第 1 章

労働条件

就業規則・労働契約

> これまで青海さんのステーションの就業規則は、管理者の友人から貰ったテンプレートをそのまま利用していました。しかし、友人のステーションとは、設立背景や職員数、働き方が異なります。青海さんは、自分のステーションに合った就業規則になっているか、法的に問題はないかきちんと確認してみることにしました。

訪問看護ステーション（以下、ステーション）の運営に当たっては、職員が円滑に働けるようにさまざまなルールを定めることが大切です。それらのルールは職員と労働契約を結ぶ際に明示しなければなりません。また、就業規則はステーション運営の基盤となるものですから、労働関係法を踏まえて設定することが必要です。

労働条件の明示

労働時間や賃金などの**労働条件は、労働契約を結ぶ際に職員に明示する義務があります**（労働基準法第15条）。口約束はトラブルの原因になりますので、労働条件通知書や雇用契約書などの書面で労働条件をきちんと伝えましょう（表1）。

パートタイム職員を雇用する際には、表1の明示事項に加え、

- 昇給の有無
- 退職手当の有無
- 賞与の有無
- 相談窓口

を書面の交付により明示する義務があります（短時間労働者の雇用管理の改善

表1　常勤職員の雇用に際し明示すべき労働条件（労働基準法第89条）

必ず明示しなければならない事項	書面の交付による明示事項	①労働契約の期間 ②期間の定めのある労働契約を更新する場合の基準 ③就業の場所・従事すべき業務 ④始業・終業の時刻、所定労働時間を超える労働（早出・残業等）の有無、休憩時間、休日、休暇、交替制勤務をさせる場合には就業時転換（交替期日あるいは交替順序等）に関する事項 ⑤賃金の決定、計算・支払いの方法、賃金の締切・支払いの時期 ⑥退職に関する事項（解雇の事由を含む）
定めをした場合に明示しなければならない事項	口頭の明示でもよい事項	⑦昇給に関する事項
		⑧退職手当の定めが適用される労働者の範囲、退職手当の決定、計算・支払いの方法および支払い時期 ⑨臨時に支払われる賃金、賞与などに関する事項 ⑩労働者に負担させる食費、作業用品その他に関する事項 ⑪安全・衛生に関する事項 ⑫職業訓練に関する事項 ⑬災害補償、業務外の傷病扶助に関する事項 ⑭表彰、制裁に関する事項 ⑮休職に関する事項

等に関する法律第6条）。

　なお、2019年4月より、労働条件通知書の電子メール等による提供が可能となりました。ただし、労働条件通知書を電子化する際には、以下の3要件を満たさなければなりません（労働基準法施行規則第5条第4項）。

①労働者が希望したこと

②労働条件が適用される労働者本人を特定して、その本人のためだけに送信されること

③電子メール等により発行した労働条件通知書を労働者が紙に印刷できること

　職員に確認をとった上で、本人のメールアドレス宛てにPDFファイル等に変換した労働条件通知書を送付する方法でも「労働条件の明示」に当てはまるということです。上手に活用していきましょう。

就業規則の作成および届け出の義務

　労働基準法第 89 条では、**常時 10 人以上の労働者を使用する使用者は、就業規則を作成し、行政官庁に届け出なければならない**と定めています。

　この「常時 10 人」には、パートタイム職員やアルバイト、ステーション管理者(以下、管理者)自身も含まれます。ただし、職員数が 10 人未満であっても、労働条件を明示した就業規則は管理者と職員の双方にとって公正な労使関係の基盤となりますから作成することをお勧めします。就業規則に必ず記載しなければならない事項については、労働基準法第 89 条に定められています（表 2）。

　就業規則を作成する際や変更する際には、職員の過半数を代表する者の意見を聞かなければなりません（労働基準法第 90 条）。作成・変更した就業規則は、ステーションを管轄する労働基準監督署に届け出ます。届け出は、窓口だけでなく郵送や電子申請でも可能です。郵送の場合は、以下のものを同封しましょう。

- **原本および控え（写し）**
- **返信用の切手および封筒（封筒にはあらかじめ返信先を記入）**
- **送付状（同封した内容物とその数量を記入）**

表 2	就業規則の記載事項 (労働基準法第 89 条)
絶対的明示事項（明示が義務付けられている事項）	始業および終業の時刻、休憩時間、休日、休暇、交替勤務の場合の就業時転換に関する事項、賃金（計算・支払方法および賃金の締切り・支払時期、昇給に関する事項）、退職に関する事項
相対的明示事項（ステーションに規定がある場合に記載しなければならない事項）	退職手当、臨時の賃金等、安全および衛生に関する事項、職業訓練に関する事項、災害補償および業務外の傷病扶助に関する事項、表彰および制裁、等

青海さんは早速、最新の法律の内容をおさえたり、職員の意見を聞きながら就業規則を見直しました。変更後は労働基準監督署に届け出、ステーション内の職員が見やすい場所に置きました。また、就業規則のポイントをまとめたものを全職員に配布し、周知を図りました。

職員の**モチベーション**を上げる **アイデア**

就業規則を自分で作成すると考えると気が重い管理者の方もいるでしょう。規則というと、職員をルールで縛るようなイメージがあるからかもしれません。しかし、ぜひ発想を転換してみてください。就業規則は、ステーションの理念を実現するために、職員に守ってほしいことやお願いしたいことを表した管理者からのメッセージなのです。服務規程で職員として望ましい勤務態度を示し、情報保護規程で職員として守るべき情報の取り扱いを明確にすることは、ステーションの目指す方向を全職員で共有するために必要なことといえます。さらに、就業規則では、ステーション独自の休暇制度や賃金制度、教育支援制度等を定めるなど、いきいきとした職場をつくるための工夫を盛り込むことができます。詳細は、第1章～第3章の本コーナーでも紹介しますので、ぜひ参考にしてください。

労働時間

青海さんは、ニュースで「会社は適切に職員の労働時間を管理する必要がある」と聞きました。これまで残業が多くなりすぎないように気を配ってきたつもりですが、法律までは意識していませんでした。そこで、労働時間のマネジメントについてきちんと知りたくなりました。

　職員の労働時間を適切に把握し管理することは、ステーション管理者の責務です。労働時間が分からなければ、労働の対価である適切な賃金の支払いはできませんし、職員の過重労働の予防や健康管理をすることもできません。同じ志を持って一緒に働く仲間である職員を大切にしていくのであれば、労働時間について客観的に観察、把握し、調整を図ることは重要なマネジメントです。

労働時間の原則

　労働基準法第 32 条では、労働時間について、原則として**週 40 時間、1日 8 時間を超えて労働させてはならない**と定めています（**法定労働時間**）。ただし、保健衛生業に分類される職員が常時 10 人未満のステーションは、特例措置対象事業場として法定労働時間の上限が週 44 時間まで緩和されています。「常時 10 人」にはパートタイム職員やアルバイト等を含みます。

　法定労働時間の範囲内で**ステーションが定めた労働時間を所定労働時間**といいます。所定労働時間は勤務形態などによって異なりますので、例えば、同じステーション内でも、フルタイムの職員ならば「1 日 7 時間、週 35時間」、パートタイム職員やアルバイトであれば「1 日 4 時間、週 12 時間」などが、それぞれの所定労働時間ということになります。

図1 所定労働時間と法定内残業・法定外残業の関係

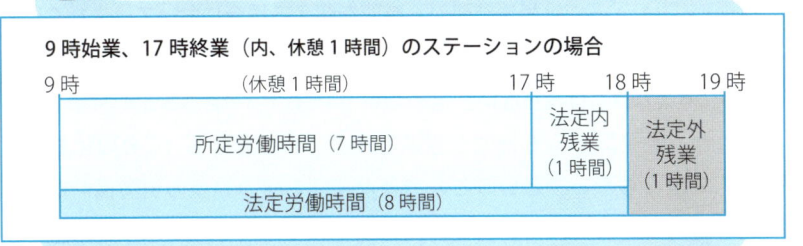

表3 就業規則上の労働時間の記載例

第○条　労働時間
1. 労働時間は、1週間については40時間、1日については8時間とする。
2. 始業・終業の時刻および休憩時間は、次のとおりとする。ただし、業務の都合その他やむを得ない事情により、これらを繰り上げ、または繰り下げることがある。この場合、前日までに労働者に通知する。
3. 始業時間　午前9時00分
   終業時間　午後6時00分
   休憩時間　60分

第1章　労働条件

　所定労働時間が終了した時刻から法定労働時間の時刻まで労働した場合は、**法定内残業**となります。労働時間が法定労働時間を超えると**法定外残業**（時間外労働）になります（図1）。例えば、9時始業で17時終業（内、休憩1時間）のステーションの場合、所定労働時間は7時間です。そのステーションの職員が1日8時間働くと、1時間の法定内残業が発生することになります。

　1日単位の労働時間だけでなく、1週間単位の労働時間でも同様に、法定内残業・法定外残業（時間外労働）が発生します。残業区分の違いは割増賃金の支払いに関係していますので、正確に把握するようにしましょう（p.27 参照）

　また、労働時間は就業規則に明示すべき事項です。具体的に記載しましょう（表3）。

休憩時間の取り扱い

休憩時間については**労働時間が 6 時間を超える場合においては少なくとも 45 分、8 時間を超える場合においては少なくとも 1 時間の休憩時間を労働時間の途中に与えなければならない**と定められています（労働基準法第 34 条 1 項）。

これは、勤務開始後 6 時間が経過した際に少なくとも 45 分の休憩を与えなくてはならない、ということではなく、1 回の勤務の実労働時間が 6 時間を超える場合は、その労働時間の途中に少なくとも 45 分の休憩を与えなくてはならないということです。

なお、**休憩時間は労働時間の途中で与えることが前提**であり、始業時刻と接着させて勤務開始時間を遅らせたり、終業時刻と接着させて勤務終了時間を早めるのは誤りです。

また、1 回でまとまった休憩を与えなければならないという義務はないため、分割して与えることができます。ただし、休憩時間の目的は職員の健康・福祉の確保ですから、分単位というような細切れの場合は十分な休息が取りづらくなりますので、休憩時間の取り扱いとしては相応しくありません。

昼休憩を利用してランチミーティングをしたいと考える方もいるでしょう。しかし、業務に関連したミーティングを行う時間は労働時間として取り扱わなければなりません。注意しましょう。

オンコール当番の取り扱い

通常業務時間以外の緊急の対応をするために、オンコール当番体制を採用しているステーションも多いかと思います。オンコール当番の間、ステーション内に待機することが義務付けられているなど、**勤務場所に拘束されているのであれば手待時間**という形で労働時間として取り扱わなくてはなりません。しかし、待機場所が勤務場所ではなく、自宅などプライベートな場所ならば、待機中とはいっても、ある程度の自由が認められる状況のため、労働時間扱いとしなくてもよいと考えられます。ただし、オンコール当番時に実働した場合は、当然労働時間となり、賃金を支払う義務が発生します。

オンコール当番は「遠出できない」「いつ呼び出されるか分からないので緊張する」など待機中の生活に制約が伴うため、精神的にも身体的にも負担が生じ、業務上のストレスにつながる可能性が高いといえます。自宅でのオンコール当番に対する手当について、法律で定められた義務は特にありませんが、負担に対する対価としてオンコール手当を設定したりするほか、コール回数を減らすための工夫や、コールを受けた後に休息や休日を取得できるようにして、勤務負担を軽減する配慮をしましょう。

残業が生じる場合は 36 協定を結ぶ

残業・早出、休日出勤などにより**法定労働時間を超えて働かせる（時間外労働が発生する）可能性がある場合には、職員の代表と書面による協定を結び、労働基準監督署に届け出ておかなければなりません。**この協定は、正式には「時間外・休日労働に関する協定」といい、労働基準法第 36 条に定められているため、通称 **36 協定**（サブロク協定）と呼ばれています。

時間外労働をさせる場合には時間の限度に関する基準（表 4）があり、36 協定での取り決めもこの限度時間内に収める必要があります。

36 協定届のフォーマットは厚生労働省等のウェブサイトからダウンロードできます（資料 1）。36 協定届の届け出は、窓口だけでなく郵便でも可能です。その場合は、原本および控え（写し）、返信用の切手および封筒（封筒にはあらかじめ返信先を記入）、送付状（同封した内容物とその数量を記入）を同封して郵送しましょう。

なお、36 協定届には協定の有効期間を記載する欄があります。この期間の長さについて特に制限はありませんが、36 協定で労働時間の延長を定める場合、「1 日を超え 3 カ月以内の期間」および「1 年間」の期間につい

表4 時間外労働の限度時間
（1998 年労働省告示第 154 号）

期間	限度時間
1 週間	15 時間
2 週間	27 時間
4 週間	43 時間
1 カ月	45 時間
2 カ月	81 時間
3 カ月	120 時間
1 年間	360 時間

て定めることになっていますので、有効期間は1年と設定することが望ましいと考えられます。

　36協定は、毎年見直す必要があるという観点から、一般的に1年ごとに労働基準監督署へ届け出るよう指導されます。有効期限内に提出し直すのを忘れないようにしましょう。

資料1　「時間外労働・休日労働に関する協定届」（36協定）の記入例

様式第9号

時間外労働
休日労働　に関する協定届

事業の種類	事業の名称	事業の所在地（電話番号）	協定の有効期間
訪問看護、訪問リハビリ	株式会社○○訪問看護ステーション	○○○（○○○）	○年10月1日から1年間

		時間外労働をさせる必要のある具体的事由	業務の種類	労働者数（満18歳以上の者）	所定労働時間（1日）（任意）	延長することができる時間数					
						1日		1箇月		1年 起算日 ○年10月1日	
							（任意）		（任意）		（任意）
時間外労働	① 下記②に該当しない労働者	緊急、臨時的な訪問看護	看護職員	○名	8時間	4時間		45時間		360時間	
		緊急、臨時的な訪問リハビリ	リハビリ	○名	8時間	3時間		45時間		360時間	
		緊急、臨時的な事務業務	事務職、医療職	○名	8時間	3時間		45時間		360時間	
	② 1年単位の変形労働時間制により労働する労働者										

	休日労働をさせる必要のある具体的事由	業務の種類	労働者数（満18歳以上の者）	所定休日（任意）	労働させることができる法定休日の日数	労働させることができる法定休日における始業及び終業の時刻
休日労働	緊急、臨時的な訪問看護、訪問リハビリ	医療職	○名	週2日	1カ月に2回	9:00～18:00
	実績入力・確認・報告事務	事務職・医療職	○名	週2日	1カ月に2回	9:00～18:00

上記で定める時間数にかかわらず、時間外労働及び休日労働を合算した時間数は、1箇月について100時間未満でなければならず、かつ2箇月から6箇月までを平均して80時間を超過しないこと。

☑（チェックボックスに要チェック）

協定の成立年月日　　○年　○月　○日

協定の当事者である労働組合（事業場の労働者の過半数で組織する労働組合）の名称又は労働者の過半数を代表する者の

職名　主任
氏名　○○○○

協定の当事者（労働者の過半数を代表する者の場合）の選出方法（　挙手による信任　）
　　○年　○月　○日

使用者　職名　代表取締役
　　　　氏名　青海　船子　㊞

○○　労働基準監督署長殿

（様式に一部省略あり。正式版は厚生労働省のウェブサイト「『働き方改革を推進するための関係法律の整備に関する法律』について」（https://www.mhlw.go.jp/stf/seisakunitsuite/bunya/0000148322_00001.html）よりダウンロード可能）

限度時間を超過する残業が認められるのは特別な条件下のみ

臨時的な特別な事情がある場合に限り（表5）、管理者と職員間で**特別条項付き36協定**を結ぶことで、36協定の限度時間を超えて働かせることが可能です。この協定を締結する場合は、36協定届の「延長することができる時間」の欄や、欄外の空白部分など任意の場所に、延長時間やその期間を記載します。

例えば、利用者の緊急対応の要請が集中し、臨時かつ緊急に業務を行う必要がある場合には、労使の協議を経て、6回を限度として1カ月60時間、1年630時間まで、時間外労働の限度基準を延長することができます。この場合の割増賃金率は、1カ月45時間を超えた場合は25%、1年360時間を超えた場合は25%とします（p.28参照）。

ただし、職員の健康や私生活に配慮するという観点から考えると、時間外労働・休日労働は必要最小限にとどめられるべきです。無理のない勤務体制を検討しましょう。

時間外労働の上限規制

2018年6月に成立した働き方改革を推進するための関係法律の整備に関する法律（働き方改革関連法）では、時間外労働時間の上限規制が設けられました。

表5 特別条項付き36協定を設定できる「臨時的」に該当する事由

臨時的と認められる	臨時的と認められない
• 急患の対応 • 災害時における業務の繁忙 • 決算、診療報酬の算定の対応 • 大規模なクレームへの対応 • ステーションでのトラブルへの対応 　　　　　　　　　　　　　　　等	• （特に事由を限定せず） 　業務の都合上必要なとき • （特に事由を限定せず） 　業務上やむを得ないとき • （特に事由を限定せず） 　業務繁忙なとき • 使用者が認めるとき • 年間を通じて適用されることが明らかな事由　　　　　　　　　　等

- 臨時的な特別な事情がある場合でも、限度時間は年 720 時間を超えてはならない
- 休日労働を含み、月 100 時間を超えてはならない
- 2 〜 6 カ月の期間いずれも、休日労働を含んで月平均 80 時間以内とする

　この限度を超えた場合は罰則の対象となります。施行時期は、職員数が 500 人以上等の大企業は 2019 年 4 月、中小企業は 2020 年 4 月です。時間外労働があるステーションは、残業時間削減の取り組みをしていきましょう。

労働時間として取り扱うべき時間に注意

　労働時間とは、管理者の指揮監督の下にある時間です。利用者宅で訪問看護を提供している時間のみを労働時間とするのは誤りです。

労働時間として取り扱うべき時間の例
- 移動に要する時間
- 交代制勤務における引き継ぎ時間
- 業務報告書等の作成時間
- 業務に関する打ち合せや会議等の時間
- 参加が強制された行事等の準備と実施に関わる時間
- 使用者（管理者）の指示に基づく研修の時間

　具体例で考えてみましょう。図 2、3 の青色部分の時間は、労働時間として扱います。図 3 のような場合は、A さん宅訪問後から B さん宅訪問までの時間を休憩時間（労働の義務から解放された時間）と換算することも可能です。

労働時間を適正に把握する工夫

　2017 年 1 月 20 日に厚生労働省より「労働時間の適正な把握のために使用者が講ずべき措置に関するガイドライン」が策定されました（資料 2）。管理者はこのガイドラインに沿って職員の労働時間を適切に把握し、管理しなければなりません。

　労働時間はタイムカードや IC カード、職員の自己申告に基づき把握し

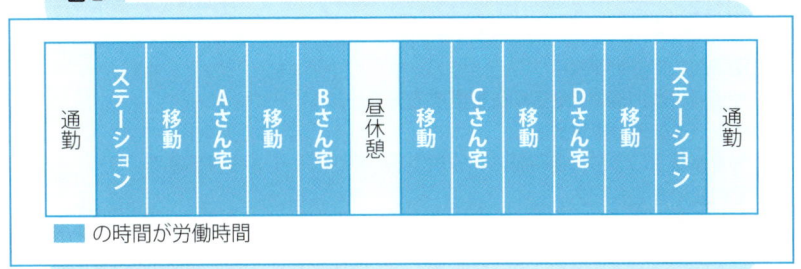

図2　自宅からステーションに通勤後、利用者宅に訪問する場合

| 通勤 | ステーション | 移動 | Aさん宅 | 移動 | Bさん宅 | 昼休憩 | 移動 | Cさん宅 | 移動 | Dさん宅 | 移動 | ステーション | 通勤 |

■ の時間が労働時間

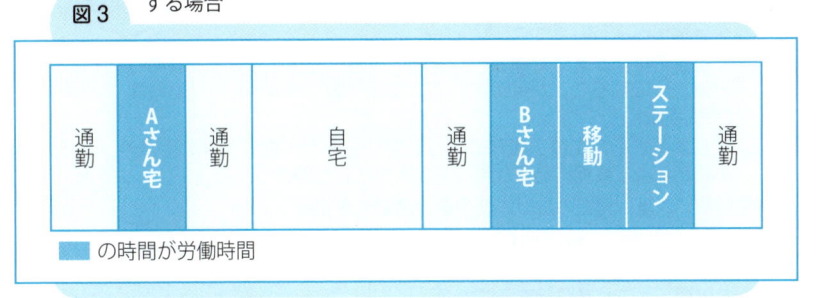

図3　1軒目と2軒目の訪問間隔が大幅に空いており、なおかつ直行直帰する場合

| 通勤 | Aさん宅 | 通勤 | 自宅 | 通勤 | Bさん宅 | 移動 | ステーション | 通勤 |

■ の時間が労働時間

ます。自己申告の場合は、実際の労働時間と合致した適切な申告を行うように職員に説明しましょう。直行直帰をする場合や、営業や打ち合わせ等によりステーション以外で業務する場合は、電話やメールなどを使って出退勤の記録や連絡をとりましょう。スマートフォン向けのアプリなどを利用して労働時間を把握することもお勧めです。

歩合給（実績給）制を採用している場合

　訪問件数に応じた賃金支払い制度（歩合給（実績給）制）を採用している場合であっても、法定労働時間を超えて労働した時間（時間外労働）には割増賃金を支払う必要があります（p.27 参照）。労働時間の管理は適切に行いましょう。

労働時間を把握する責務

使用者には労働時間を適切に把握する責務がある。

ガイドラインの対象事業場

労働基準法のうち労働時間に係る規定が適用される全ての事業場。

労働時間の考え方

労働時間とは、使用者の指揮命令下に置かれている時間のことをいい、使用者の明示的・黙示的な指示により労働者が業務に従事する時間は労働時間に当たる。

下記の時間も労働時間として扱わなければならない

①使用者の指示により、就業を命じられた業務に必要な準備行為（着用を義務付けられた所定の服装への着替え等）や業務終了後の業務に関連した後始末（清掃等）を事業場内において行った時間

②使用者の指示があった場合には即時に業務に従事することを求められており、労働から離れることが保障されていない状態で待機等している時間（いわゆる「手待時間」）

③参加することが業務上義務づけられている研修・教育訓練の受講や、使用者の指示により業務に必要な学習等を行っていた時間

労働時間の適正な把握のために使用者が講ずべき措置

1）始業・終業時刻の確認および記録

使用者は、労働時間を適正に把握するため、労働者の労働日ごとの始業・終業時刻を確認し、これを記録すること。

2）始業・終業時刻の確認および記録の原則的な方法

使用者が始業・終業時刻を確認し、記録する方法としては、原則として次のいずれかの方法によること。

　ア　使用者が、自ら現認することにより確認し、適正に記録すること。

　イ　タイムカード、IC カード、パソコンの使用時間の記録等の客観的な記録を基礎として確認し、適正に記録すること。

3）自己申告制により始業・終業時刻の確認および記録を行う場合の措置

自己申告制の対象となる労働者に対して、本ガイドラインを踏まえ、労働時間の実態を正しく記録し、適正に自己申告を行うことなどについて十分な説明を行うこと。

4）賃金台帳の適正な調製

賃金台帳には、労働者ごとに、労働日数、労働時間数、休日労働時間数、時間外労働時間数、深夜労働時間数といった事項を適正に記入しなければならない（労働基準法第 108 条および同法施行規則第 54 条）。

5）労働時間の記録に関する書類の保存

使用者は、労働者名簿、賃金台帳のみならず、出勤簿やタイムカード等の労働時間の記録に関する書類について、3 年間保存しなければならない（労働基準法第109 条）。

6）労働時間を管理する者の職務

事業場において労務管理を行う部署の責任者は、当該事業場内における労働時間の適正な把握等労働時間管理の適正化に関する事項を管理し、労働時間管理上の問題点の把握およびその解消を図ること。

7）労働時間等設定改善委員会等の活用

使用者は、事業場の労働時間管理の状況を踏まえ、必要に応じ労働時間等設定改善委員会等の労使協議組織を活用し、労働時間管理の現状を把握の上、労働時間管理上の問題点およびその解消策等の検討を行うこと。

青海さんは、職員にも労働時間のマネジメントの重要性を共有し、出勤・退勤時刻を適切に申告するよう伝えました。さらに、ステーション全体で残業を少なくする工夫を皆で考えることにしました。

Q ステーションの出勤時間や利用者宅の訪問時間にルーズな職員がいます。どのように対応したらよいでしょうか。

A 労働契約にて、定められた時間に労務を提供することを約束しています。利用者から受け取る報酬も、定められたサービス利用契約に基づき所定の時間を守って提供しなければなりません。ですから、その契約に違反していることを踏まえて、定められた労働時間やサービス提供時間を守るように注意や指導を行いましょう。

賃金にはノーワーク・ノーペイの原則がありますから、遅刻や早退した時間については、賃金を控除することも可能です。労働時間管理を適切に行い、契約を意識した働き方をするよう働きかけましょう。

口頭で注意しても勤務態度に改善が見られないのであれば、場合によっては、指導書などの書面を用いて指導したり、就業規則の罰則規定に基づいた対応も必要となります。

　もしあなたのステーションで長時間労働が常態化しているならば、まずはその原因を探ってみましょう。業務量に対して職員数が足りていないのか、業務の進め方が悪いのか、職場の管理方法（報告・連絡・相談の方法や報告書の形態など）に問題があるのか、利用者との関係に要因があるのか……。原因が分かれば対処法もおのずと見えてきます。

　業務を効率化させるアイデアを紹介します。

・良好な人間関係は円滑に業務を行うための基盤です。まずは、朝のミーティングでお互いを褒め合ってみましょう。

・やめる業務、減らす業務を洗い出してみましょう。

・終業時刻30分前にベルを鳴らしたり、5分前に「蛍の光」の音楽を流したりして、終業時刻を意識させましょう。合図をする係は毎週交替するとよいでしょう。

・時間を区切って集中的に業務を行う「〇〇タイム」を設けると、業務にメリハリがつくでしょう。例：終業時刻前30分間は記録集中タイムとする。

・物を探し回る時間は無駄です。必要な物がすぐに出せるよう5S（整理・整頓・清掃・清潔・躾）を進めましょう。エラーの予防にもつながります。

賃金

青海さんは新たに職員を採用しようと考えています。これまで賃金は就職希望者の前職の金額を基に設定していましたが、きちんとルールを知りたいと思いました。

賃金は労働条件の中でも非常に重要な要素です。**賃金は法律に基づいて支払う義務があります**。

賃金支払いの5原則

賃金の支払いに関しては、5原則（①**通貨払いの原則**②**直接払いの原則**③**全額払いの原則**④**毎月1回以上払いの原則**⑤**一定期日払いの原則**）が労働基準法第24条に定められています。

①**通貨払いの原則**

賃金は通貨で支払わなければなりません。小切手や商品券など現物支給は不適当です。預貯金口座へ賃金を振り込む場合は、各職員との合意が必要です。

②**直接払いの原則**

賃金は職員に直接支払わなければなりません。家族や法定代理人などの職員本人以外に対して支払うことはできないのです。しかし、職員本人が病気のために代わりの人が使者として受け取ることは認められます。

③**全額払いの原則**

賃金はその全額を支払わなければなりません。ただし、法令で賃金控除が認められている所得税や社会保険料などを天引きする場合や、あらかじめ労使協定で社宅料や積立金の控除を取り決めている場合は、賃金額から

控除して支払うことは認められます。

　なお、次のような対応は不適切です。

- ステーション⇔利用者宅、利用者宅⇔利用者宅の移動時間の賃金を支払わない
- 残業時間の申請について「30 分以上の残業があった場合」等のルールを作り、分単位の残業を認めない
- 5 分の遅刻を 30 分の遅刻として賃金カットする

④毎月 1 回以上払いの原則

　賃金は毎月少なくとも 1 回以上は支払わなければなりません。

⑤一定期日払いの原則

　賃金は「毎月 25 日」のように日にちを特定して支払わなければなりません。「毎月第 3 金曜日」のように変動する日にちは認められません。

　ただし、以下の賃金については、例外が認められています。

- 退職金のような臨時に支払われる賃金
- 賞与その他これに準ずるもので厚生労働省令に定める賃金

「最低賃金」以上の賃金を支払う義務

　最低賃金法で、その都道府県内で働く全ての労働者と使用者（管理者）に対して適用される**地域別最低賃金**が定められています。管理者は**国が定める最低賃金額以上の賃金を職員に支払わなければなりません**。仮に最低賃金額より低い賃金を管理者と職員の合意により定めたとしても、それは法律によって無効となり、最低賃金額と同様の定めをしたものとされます。

　最低賃金には、地域別最低賃金（産業や職業にかかわりなく、都道府県の全ての労働者に適用されるもの）と特定最低賃金（特定の産業および職業の労働者に適用されるもの）があります。2018 年 12 月現在のところ、ステーションについて特定最低賃金を設定している都道府県はありません。

　訪問看護において注意しなくてはならないのは、ステーション⇔利用者宅、利用者宅⇔利用者宅の移動時間も労働時間に該当するということです。移動時間を含めた労働時間に対する賃金が最低賃金を下回っていないか、次の計算式で確認しましょう。

月１回の賃金払いの場合

１カ月の賃金÷１カ月平均所定労働時間≧最低賃金額（時間額）

なお、地域別最低賃金額以上の賃金額を支払わない場合には、罰則（罰金：上限 50 万円）が定められています（最低賃金法第 40 条）。

休業手当

ステーションの都合により職員を休業させた場合、**休業させた所定労働日について、平均賃金の６割以上の手当（休業手当）を支払わなければなりません（労働基準法第 26 条）。** 平均賃金とは、原則として以前 3 カ月間にその職員に支払った通勤手当等を含む賃金の総額をその期間の総日数（暦日数）で除した金額です。例えば、訪問予定であった利用者が急にキャンセルとなり職員を休業させた場合は、ステーションの都合となりますので、休業手当を支払う義務があります。

賃金計算の端数処理

１日の労働時間は１分単位で計算しなくてはなりません。 22 分の残業を 30 分とするように端数を切り上げることは問題ありませんが、22 分の残業を 20 分に切り捨てることはできません。

ただし、１カ月の労働時間を通算して 30 分未満の端数が出た場合には切り捨て、30 分以上の端数を切り上げて１時間とすることは認められています。ただし、就業規則で定めた上で、あくまでも１カ月の計算をしたときに限られます。

割増賃金の支払い義務

職員に**時間外労働（法定外残業）、深夜労働**（原則として午後 10 時～午前 5 時）、**または休日労働をさせた場合には、割増賃金を支払う**必要があります。法定労働時間を超えて労働させた場合や深夜労働させた場合は 25％以上の割増賃金を、法定の休日に労働させた場合は 35％以上の割増賃金を支払わなくてはなりません（労働基準法第 37 条第 1 項）(p.17 参照)。なお、割増賃金は重複して発生することがあります。時間外労働が深夜労働となった場

合は 50% 以上（25%+25%）、休日労働が深夜労働となった場合は 60% 以上（35%+25%）の割増賃金を支払わなくてはなりません。オンコール対応をした際などは注意しましょう。

また、500 人以上の職員を雇用する大企業については、月 60 時間を超える時間外労働に対して、50% 以上

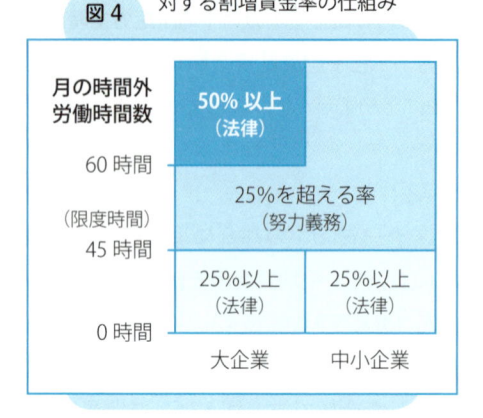

月の時間外労働の時間数に対する割増賃金率の仕組み

図 4

の割増賃金を支払う義務が課せられています。2023 年 4 月 1 日以降は、中小企業にも適用されるようになります（図 4）。

割増賃金制度の趣旨は、時間外労働に対するステーション（使用者）へのペナルティです。時間外労働が多くなるほど、職員の負担が増えるだけでなく、経営上の人件費負担も増えることになりますので、時間外労働を削減できるよう取り組む必要があるといえます。

割増賃金の算定

残業手当、超過勤務手当、深夜勤務手当、休日勤務手当などの名称で支払われる**割増賃金の算定方法は労働基準法に詳細が定められています**（労働基準法第 37 条、労働基準法施行規則第 19 条、第 20 条）。割増賃金は、通常の労働時間または労働日の賃金（労働基準法第37条第1項）を基礎として計算します。

割増賃金の基礎となる賃金には、基本給だけでなく諸手当（役職手当、資格手当など）も参入する必要があります。ただし、①家族手当（※）②通勤手当（※）③別居手当④子女教育手当⑤住宅手当（※）は算定時に除外できると法律で定められています（※①②⑤は一律に支給されるものは除く）（労働基準法施行規則第 21 条）。結婚祝金をはじめとした⑥臨時に支払われた賃金や、賞与などの⑦ 1 カ月を超える期間ごとに支払われる賃金も除外対象です。

割増賃金は法定労働時間の上限超過分（時間外労働分）に支払う

　実労働時間が法定労働時間を超えなければ、通常の賃金の支払いのみでよく、割増賃金は不要です。ただし、1日の法定労働時間（8時間）と週の法定労働時間（40時間）それぞれの上限を超過していないか注意しましょう。

　例えば、所定労働時間が7時間の職員が8時間勤務をした場合、1日の法定労働時間（8時間）を超えていないため、1時間分の時給を支払えばよく、割増賃金を支払う義務はありません。遅刻した、有給休暇を取得したなどの理由により、その日の実労働時間が法定労働時間を超えていない場合も同様です。具体的には、午前中に半日分有給休暇を取得して午後から勤務した場合、ステーションの終業時刻後に業務が発生しても、実労働時間が8時間を超えていなければ割増賃金を支払う義務はないのです。

　割増賃金が必要な場合・不要な場合を具体例で考えてみましょう。

　表6のように各日8時間、週5日勤務した場合は、実労働時間が法定労働時間である1日8時間、週40時間のいずれの上限も超えないので割増賃金は不要です。

　表7のように各日7時間、週6日勤務した場合は、実労働時間が法定労働時間のうち1日8時間の上限は越えないものの、週単位では通算42時間労働になるので、2時間分の割増賃金が必要です。

　表8のように1日平均7時間、週6日勤務し、残業と早退がある場合はどうでしょう。火曜日は1日8時間の法定労働時間を超えた1時間分について割増賃金が必要です。この割増賃金を支払った分（火曜日1時間分）の時間数を除くと、週の通算労働時間が41時間になるので、土曜日の1時間分は割増賃金が必要です。つまり、この1週間は計2時間分の割増賃金が発生するのです。

管理監督者と割増賃金

　労働基準法が意味する管理監督者であれば、時間外手当と休日手当を支払う義務が発生しません（労働基準法第41条）。

　しかしながら、この管理監督者とは「ステーション所長」というような

表6 各日8時間、週5日間勤務した場合

曜日	日	月	火	水	木	金	土
所定労働時間	休日	8	8	8	8	8	休日
実労働時間	休日	8	8	8	8	8	休日

→法定労働時間内のため割増賃金は不要

表7 各日7時間、週6日間勤務した場合

曜日	日	月	火	水	木	金	土
所定労働時間	休日	7	7	7	7	7	7
実労働時間 (内、時間外労働)	休日	7	7	7	7	7	7 (2)

→週の法定労働時間上限を超えた2時間分の割増賃金が必要

表8 1日平均7時間、週6日間勤務し、残業と早退がある場合

曜日	日	月	火	水	木	金	土
所定労働時間	休日	7	7	7	7	7	7
実労働時間 (内、時間外労働)	休日	7	9 (1)	5	7	7	7 (1)

→1日の法定労働時間上限を超えた火曜日の1時間分と、週の法定労働時間上限を超えた1時間分の計2時間分の割増賃金が必要

肩書だけで認められるわけではありません。労働条件の決定その他の労務管理について経営者と一体的な立場にある者とされ、①地位に応じた相当の賃金が支払われている②部下の採用や給与の決定など人事管理の権限を持つ③出退勤時間が本人の裁量に任されていることが要件です。もし所長や主任といった役職についていても、上記の要件に該当しないのであれば、残業手当や休日手当を支払います。

歩合給制（実績給）

　ステーションの中には、「訪問 1 件あたり○○円」という賃金制度を導入しているところもあるでしょう。このような**一定の成果に対して定められた金額を支払う賃金制度のことを歩合給（実績給）**といいます。

　歩合給（実績給）の対象者であっても、法定労働時間を超えて労働した時間（時間外労働）に対しては割増賃金を支払う義務があります。計算方法は賃金算定期間において出来高払制その他請負制によって計算された賃金の総額を当該賃金算定期間における総労働時間数で除した金額（労働基準法施行規則第 19 条第 1 項第 6 号）と定められています。

歩合給制の割増賃金（時間外手当）の計算式

割増賃金＝歩合給÷残業時間を含めた総労働時間数× 0.25 ×残業時間

　歩合給の場合は、時間単価に相当する部分は既に歩合給に含まれているとされ、法定労働時間の超過分に対して支払うべき割増賃金（時間外手当）は、時間単価の 125％ではなく 25％で足りるとされています（資料 3）。

　また、労働基準法第 27 条では、出来高払制その他の請負制で使用する労働者については、使用者は、労働時間に応じ一定額の賃金の保障をしなければならないと定めています。ですから、たとえ出勤前に利用者の当日キャンセルが分かって出勤が不要となり休日としてもらった場合でも、ス

資料 3　　歩合給制（実績給）の支払い例

歩合給制：1 件 5,000 円
月間訪問数：80 件
所定労働時間：170 時間
時間外労働（残業）時間：30 時間

　　という職員の場合、

時間単価：80 件× 5,000 円÷ 200 時間（170 時間 +30 時間）=2,000 円
時間外手当：2,000 円× 0.25 × 30 時間 =15,000 円
1 カ月の賃金総額：400,000 円（歩合給分）+15,000 円（時間外手当分）=415,000 円

　　となる。

テーション都合による休業として平均賃金の6割以上の休業手当を支払う必要があります（労働基準法第26条）。

固定残業代制度

一定時間の時間外労働や休日労働、深夜労働をあらかじめ見込んで、固定残業代として「○時間分の時間外労働手当」というように**毎月同じ額で残業代を払う仕組み**です。ただし、この固定残業代を採用するに当たっては以下の2点に注意する必要があります。

① **時間外労働等に対する割増賃金を定額で支払う場合は、通常の労働時間の賃金に当たる部分と割増賃金に当たる部分とが明確に区別できるようにされていなければならない。**

② **割増賃金に相当する部分の金額が、実際の時間外労働等の時間に対して支払うべき金額を下回る場合は、差額を追加して、所定の賃金支払日に支払う必要がある。**

上記に則り、就業規則や個別の労働契約書において「○時間分の残業に対する手当として○○円を支払う」と時間数や金額を明示します。給与明細書にも「固定残業手当」や「超過分の手当」などと明記が必要です。

固定残業代制度を導入する場合は、まずは通常の賃金の時間単価に割増賃金125%を乗じて、設定した残業時間を上回る固定残業代を設定するとよいでしょう。昇給や降給の際には固定残業代の変更を忘れないように注意しましょう。

青海さんは、賃金に関するルールに則り、求人広告に掲載する賃金を算出しました。それから、賃金に関連した想定問答（ステーションの平均残業時間を踏まえた月給の目安や賃金設定の交渉など）の準備もでき、自信を持って採用活動を進めることができそうだと思いました。

新人職員は能力が一人前とはいえないため残業代を認めていません。職員から残業代を請求されましたが、支払わなければいけませんか。

 賃金は労働時間に対して全額支払わなければなりません。たとえ新人職員であっても、残業代を支払わないとするのは違法です。

 月給30万円を条件として友人の看護師が入職してくれたのですが、家族の都合により月の途中で退職することになりました。お給料は入職前に約束した30万円全額を支払わなければなりませんよね。

 ノーワーク・ノーペイの原則がありますので、働いていない日数分の給料を支払う義務はありません。

職員のモチベーションを上げるアイデア

お給料を支給する際に渡す給与明細書。

この明細書に、職員への感謝に溢れた短いメッセージカードを同封している会社があります。誕生日月には、封筒に誕生日に関連したシールを添付して、話題にしている会社もあります。

ステーションの業務は、決して楽ではありません。職員は荒波を一緒に乗り越えるために力を合わせる、船のクルーのようなものです。だからこそ、普段からの細やかなコミュニケーションが大切です。そのきっかけとして月給や賞与の支払いのタイミングを活用するのもお勧めです。

4

休日・休暇

入職 3 カ月目の緑川さんから「今朝から腹痛がひどくて、お休みをしたい。できれば有給休暇を使いたいのですが」と連絡がありました。青海さんは「体調を回復できるようにゆっくり休んで、痛みが続くようであれば受診してくださいね。有給休暇が使えるかは確認してからお返事します」と答えました。実は、これまで職員から有給休暇の取得の相談を受けたことがなかったため、改めてルールを確認することにしました。

休日のルール

健康と安全、そして文化的生活の保障という観点から、**法律で休日の確保を義務付けて、労働者の権利として保障しています**。

労働基準法第 35 条では**毎週少なくとも 1 日もしくは 4 週 4 日以上の休日を与えなければならない**と定めています。週 2 日の休日を設けているステーションであれば、週 2 日のうちの 1 日が法律で定めた休日（**法定休日**）、残りの 1 日がステーション独自の休日（**所定休日**）ということになります。なお、法律では曜日の指定はなく、国民の祝日を休日にする義務も設けられてはいません。

休日は、使用者の義務として労働者を休ませるべき日という意味合いが強く、労働義務のない日（非労働日）として設定されています。 ですから、例えば、管理者が職員に対し休日出勤を依頼したにもかかわらず、職員がその休日出勤の要請に応じなかったとしても、それを理由に懲戒処分とすることはできません。ただし、36 協定（p.17 参照）を締結した場合は、その協定の

範囲内で休日労働をさせることができます。

　一方、**年次有給休暇**（以下、有給休暇）をはじめ夏期休暇・休業、傷病休暇・休業、産前産後休業、育児休業、介護休暇・休業というような**休暇や休業については、労働者の意思に基づき、労働日であるにもかかわらず労働義務が免除されるという意味合いが強い制度**です。

　なお、有給休暇や産前産後休業は労働基準法で、育児休業や介護休業は育児・介護休業法でその内容が定められています（p.43 参照）。対して、夏期休暇・休業、傷病休暇・休業、バースデー休暇、生理日休暇などについては法律で定めがありません。よって、ステーション独自の休暇・休業制度として日数や賃金支払いの有無などを設定することが可能です。

有給休暇の目的

　有給休暇は、**週休日とは別に賃金の保障された一定日数の休暇を付与することによって、職員の心身のリフレッシュを図ることを目的とするもの**です。

有給休暇の取得権利発生の仕組み

　有給休暇を取得するためには、例えば 6 カ月以上というように一定の継続勤務と出勤成績が必要です。これらの**要件を満たした職員に対しては、一定の継続勤務時間を経過した日（基準日）に継続勤務年数に応じた有給休暇を付与**します（労働基準法第 39 条）。パートタイム職員についても原則として同様に扱います。

　なお、6 カ月継続勤務し、そのうち全労働日の 8 割以上出勤した職員に対しては、最低 10 日の有給休暇を付与しなければなりません。

全労働日の 8 割以上の出勤率の計算方法

$$出勤率の算定＝\frac{(a)\ 出勤日数}{(b)\ 全労働日}$$

(a) 出勤日数

　休日出勤した日は除き、遅刻・早退した日は含めます。出勤したものとして取り扱う日数は下記の通りです。

① 業務上の負傷・疾病等により療養のため休業した日

②産前産後の女性が労働基準法第 65 条の規定により休業した日

③育児・介護休業法に基づき育児休業または介護休業した日

④年次有給休暇を取得した日

※子の看護休暇や生理日休暇といったステーション独自の休暇等は、法律上では出勤したものとして取り扱うとする規定はないため、就業規則等に明記していなければ出勤として取り扱われません。

(b) 全労働日

基本的には在籍期間を指します。なお、下記に該当する日は全労働日から除外します。

①使用者（管理者）の責に帰すべき事由によって休業した日

②正当なストライキその他の正当な争議行為により労務がまったくなされなかった日

③休日労働させた日

④法定外の休日など就業規則等で休日とされる日等であって労働させた日

有給休暇の付与日数

有給休暇の付与日数は、勤務年数や週の所定労働時間に応じて決定するよう労働基準法第 39 条で定められています。週所定労働時間は 30 時間以上を基本とし（表9）、30 時間未満の短時間正職員やパートタイム職員の場合は、その所定労働日数に応じて表 10 のとおり比例付与されます。法律以上の付与日数や条件をステーション独自の就業規則として定めている場合は、それに準じましょう。

有給休暇の取得の義務化と管理簿作成の義務化

2018 年 6 月に働き方改革関連法が成立し、有給休暇の確実な取得が勧められるようになりました。具体的には、**10 日以上の有給休暇が付与される職員に対して、そのうち 5 日間は有給休暇を取得させなければなりません**（2019 年 4 月 1 日施行）。また、「**年次有給休暇管理簿**」を作成し、3 年間保存することも義務付けられました。

表9　週所定労働時間が30時間以上の場合の有給休暇付与日数

勤務年数	6カ月	1年6カ月	2年6カ月	3年6カ月	4年6カ月	5年6カ月	6年6カ月以上
付与日数	10日	11日	12日	14日	16日	18日	20日

表10　週所定労働時間が30時間未満の場合の有給休暇付与日数

週所定労働日数	1年間の所定労働日数	勤務年数						
		6カ月	1年6カ月	2年6カ月	3年6カ月	4年6カ月	5年6カ月	6年6カ月以上
4日	169～216日	7日	8日	9日	10日	12日	13日	15日
3日	121～168日	5日	6日		8日	9日	10日	11日
2日	73～120日	3日	4日		5日	6日		7日
1日	48～72日	1日	2日			3日		

有給休暇の計画的付与

　有給休暇は、原則として職員本人の好きな時期にその権利を行使することができます。しかし、ステーションの業務は多忙ですから、まわりに遠慮して、有給休暇を取得しづらいと感じている職員もいるかもしれません。そこで、有給休暇取得率を向上させることを目的とした、**有給休暇の計画的付与制度**を紹介します。

　この制度は、就業規則にその旨を定めた上で、労働組合か職場の過半数を代表する者と労使協定を締結することにより、**有給休暇のうち5日を超える部分に限り計画的に付与できる**ものです。

　誕生日や結婚記念日など、職員の個人的な記念日に休暇を充てるなどの活用が考えられます。休暇の付与に柔軟性を持たせることで、有給休暇の取得を促進することが可能になります。

有給休暇の時間単位付与

　労働組合か過半数代表者との労使協定を締結すれば、**年に 5 日を限度として、時間単位で有給休暇を与えることができます**。ただし、分単位など時間未満の単位は認められません。また、職員が希望し、使用者（管理者）が同意すれば、労使協定が締結されていない場合でも、有給休暇の日単位での取得の阻害とならない範囲で、半日単位で与えることは可能です。

有給休暇の取得時の注意点

　職員が有給休暇の取得を希望した場合、管理者はそれを拒否することはできません。**管理者側はあくまで、有給休暇を取得する日を変更するように指示できる時季変更権のみ有します**（労働基準法第 39 条第 5 項）。この時季変更権の行使は、職員が指定した有給休暇の取得時季が事業の正常な運営を妨げる場合にのみ認められています。

　有給休暇の取得は事前に申し出ることが原則であり、一方的な連絡によって休むことはできません。それは、職員が好き勝手に有給休暇を取得した場合、事業の正常な運営を妨げる可能性があるからです。ですから「先日の欠勤を有給休暇にして欲しい」と職員から希望があった場合などは、ステーションはそれを拒否することができます。もちろんステーションとして「有給休暇にする」と判断することもできます。

有給休暇の請求権と時効

　有給休暇の請求権は基準日に発生します。請求権は、基準日から起算して 2 年間で時効により消滅します（労働基準法第 115 条）。**基準日は原則として入職日の 6 カ月後を指しますが**、法律を上回るならば、ステーション独自のルールを設定することも可能です。

有給休暇の付与日の設定

　労働基準法では**入社日を基準にして有給休暇を付与する**ことが定められています。入社日を基準にして法律より上回る有給休暇の制度を設計することは問題ありません。

例えば、法律通りの付与方法であれば、4月20日に入職した職員の有給休暇の付与日は6カ月後の10月20日に、4月21日に入職した職員の有給休暇の付与日は10月21日になります。ただし、管理が煩雑になるため、各月の付与日を1日として、4月20日や4月21日の入職の職員の有給休暇の付与日を前倒しで10月1日に規定することは可能です。

　法律よりも下回る条件、例えば4月入職の職員の有給休暇付与日を11月1日にすることは認められませんし、人によってルールの適用にばらつきがあるなど不公平な対応は避けなければなりません。

有給休暇の基準日を統一：年度管理方式

　法律上では入職日の6カ月後に有給休暇が発生しますが、職員の入職日によって個別に管理が必要となり、管理上の煩わしさが生じます。管理を容易にするための工夫として、**有給休暇の付与に関して統一した基準日を設けて、一斉に付与する方法**もあります。これを一般に**年度管理方式**といいます。例えば、有給休暇を付与する年度をステーションの任意の期間（例：4月1日～翌年3月31日）と定めて、その期間の初日（例：4月1日）に有給休暇を付与する方法です。この年度管理方式を採用する場合には、法律が定める有給休暇の付与日数を下回ったり、付与日が遅れたりしないよう注意が必要です。

　具体例でみていきましょう。4月1日を基準日とした場合の有給休暇の付与例を表11、12に示しました。どちらも、有給休暇の付与月や付与日数は法定を上回りますから問題ありません。

有給休暇付与にまつわる注意点：不適切な対応の例

①有給休暇の取得目的によって可否を決める

　子どもの学校行事は利用を認め、本人の同窓会の出席では利用を認めないなど、有給休暇の取得目的によって可否を決めるのは不適切です。

②有給休暇を取得することで評価を下げる

　有給休暇を取得した職員に対して、賃金の減額や精勤手当・皆勤手当および賞与の計算などにおいて欠勤とするといった不利益な取り扱いは禁止

表11　入職時に有給休暇を一律10日付与する例

勤続年数	1年目			2年目	3年目
付与日	4月1日	10月1日	3月1日	4月1日	4月1日
4月入職	10日			11日	12日
10月入職		10日		11日	12日
3月入職			10日	11日	12日

基準日を4月1日とし、入職時に一律10日を付与する場合の有給休暇付与日と日数

表12　入職時に基準日からの期間に応じ有給休暇を比例付与する例

勤続年数	1年目			2年目	3年目
付与日	4月1日	10月1日	3月1日	4月1日	4月1日
4月入職	10日			11日	12日
10月入職		6日		10日	11日
3月入職			1日	10日	11日

入職から基準日（4月1日）まで6カ月超の職員には入社時に10日、それ以外（10月1日以降入職）の職員には入職日に応じて比例的に付与する場合の有給休暇付与日と日数

されています（労働基準法附則第136条）。有給休暇の取得により人事評価を低くすることも職員の不利益になりますので注意しましょう。

③ 特定の職員の有給休暇の取得を優先させる

　管理者の好き嫌いで特定の職員に有給休暇を優先的に取得させるなど、職員間で有給休暇の取得状況に差がある場合は、不公平感が生まれ職員のモチベーションに悪影響が出ることも考えられます。管理者は職員の有給休暇の取得状況を年次有給休暇管理簿で把握するとともに、有給休暇を取得しやすい環境をつくりましょう。

④**労働契約の更新毎や雇用形態の変更時に勤務年数をリセットする**

　勤務年数のカウントは、職員と労働契約を締結したときがスタートです。継続勤務とは実質的な在籍期間です。職員の労働契約を更新するたびに勤務年数をリセットする、パートタイム職員から正職員に変更するなど雇用形態の変更時に勤務年数をリセットする、試用期間中は勤務年数にカウントしないというのは、誤った取り扱いです。

　青海さんのステーションの就業規則には「有給休暇の付与は労働基準法通りとする」とありました。緑川さんは入職してから3カ月目ですから、有給休暇はまだ発生していませんでした。

　もし、有給休暇の付与対象だったとしても、欠勤当日の朝の急な申し出でしたから、有給休暇の取得を認めないとすることもできます。しかし青海さんは、急に体調を崩してしまった場合は、職員が安心して休めるよう、有給休暇の利用を認めることも管理者としての1つの判断だと感じました。

有給休暇を管理しやすくするにはどのような工夫をすればよいでしょうか。

手書きで一覧表を作成する方法もありますが、Excel 等の表計算ソフトや勤怠管理ソフト、有給休暇管理ソフト等を活用すると、各職員の有給休暇の発生日や付与日数を自動計算できたり、変更や修正も比較的簡単にでき、便利です。職員から有給休暇の発生日数や残日数を聞かれたときに、すぐに答えられるよう管理体制を整えておきましょう。

　有給休暇を取りやすい職場づくりのアイデアをいくつかご紹介します。毎月渡す給与明細に有給休暇の取得日数と残日数を記載すると、職員への意識づけになるでしょう。全職員がバランスよく有給休暇を取得できるように、年間のカレンダーを活用しながら、あらかじめ誰がどの時期に優先的に取得するかを職員会議等で話し合っておくことも有効です。半日や時間単位での有給休暇の取得を認めることで取得率を上げることもできます。

5

休業

1. 私傷病による休業

　常勤職員の緑川さんが虫垂炎の治療ため急遽 2 週間程度休むことになりました。青海さんは「ゆっくり静養して治すことが先決よ」と伝え、緑川さんが担当する予定だった訪問先は他の職員で分担することにしました。同時に、休業中の職員への処遇や補償について知りたいと考えました。

　虫垂炎などの私傷病（業務を原因としないけがや病気のこと）で休む際の処遇には下記の 3 種類があります。

① 欠勤扱いにする

② ステーションの就業規則に傷病休暇や休職制度があれば制度を利用する

③ 本人の希望があれば有給休暇を取得する

　①と②の場合は、ノーワーク・ノーペイの原則に基づき、賃金の支払い義務はステーション側にはありません。ただし、ステーションの規則として、傷病休暇や休職制度期間中も賃金を一部支給するなど所得補償の制度を設けている場合は、その制度に従います。③の場合は、有給休暇として休業した日の賃金も支払われます。

　なお、傷病休暇は法律で設置を義務付けられているわけではありません。とはいえ、私傷病による休暇取得が人によってばらつきが出ることもありますので、あらかじめ就業規則で取り扱いについて定めておくことをお勧めします。

健康保険の傷病手当金の支給条件

　私傷病により業務を休み、ステーションから十分な報酬を受けられない場合は、健康保険の傷病手当金が受けられます。この制度は、私傷病による休業中に被保険者とその家族の生活を保障するために設けられました。制度の詳細は加入する健康保険の種類によって異なります。ここでは、中小企業の多くが加入している全国健康保険協会（以下、協会けんぽ）を例に取り上げます。協会けんぽの場合、傷病手当金は次の条件をすべて満たしたときに支給されます。

傷病手当金が支給される条件（協会けんぽの場合）

① 健康保険の被保険者であること

② 業務外の事由による病気やけがの療養のための休業であること

③ 病気やけがのために労務不能（働けない）と医師が認定すること

④ 病気やけがのために労務できない日が3日連続あること

⑤ 休業中に傷病手当金の額より多い賃金の支払いを受けていないこと

　詳細を見ていきましょう。

① 健康保険の被保険者であること

　被保険者とは健康保険に加入して保険料を納めている本人のことです。つまり傷病手当金はステーションに勤めている本人が病気やけがで休まなくてはならない場合に支給されるものであって、その扶養家族は支給対象になりません。ですから、配偶者の健康保険に被扶養者として加入しているパートタイム職員やアルバイトが私傷病により休業しても、傷病手当金の支給対象とはなりません。

② 業務外の事由による病気やけがの療養のための休業であること

　業務上・通勤災害によるもの（労災保険の給付対象となります）や病気と見なされないもの（美容整形など）は支給対象外です。

③ 病気やけがのために労務不能（働けない）と医師が認定すること

　業務に就くことができない状態の判定は、主治医などの療養担当者の意見等を基に、被保険者の業務内容を考慮して判断されます。

④ 病気やけがのために労務できない日が3日連続あること

　病気やけがの療養のため業務を休んだ日から連続して3日間（待期）の後、

4 日目以降の業務に就けなかった日に対して支給されます。

待期の注意点（協会けんぽの場合）

- 待期 3 日間の考え方は、業務を休んだ日が連続して 3 日間あれば成立
- 有給休暇、土日・祝日等の公休日も含む
- 待期期間中に賃金の支払いがあったかどうかは問われない
- 勤務時間中に私傷病のため仕事に就くことができない状態となった場合には、その日を待期の初日として起算する

⑤休業中に傷病手当の額より多い賃金の支払いを受けていないこと

　賃金が支払われている間は傷病手当金は支給されませんが、賃金の支払いがあっても傷病手当金よりも少額の場合は、その差額が支給されます。

傷病手当金の支給期間

　傷病手当金が支給される期間は、同一の病気やけがに関して、その支給が開始された日から最長 1 年 6 カ月です（健康保険法第 99 条第 4 項）。この期間は、支給開始から暦でカウントした 1 年 6 カ月が限度という意味です。支給開始後 1 年 6 カ月を超えた場合は、仕事に就くことができない場合であっても、傷病手当金は支給されません。

傷病手当金の支給金額

　傷病手当金は休職した日数を基準に支給されます。協会けんぽの場合は、標準報酬月額を基に標準報酬日額を計算し、その 3 分の 2 に相当する額が 1 日当たりの支給額になります。標準報酬月額とは、健康保険の保険料を計算する際の基準となる報酬で、基本給のほか通勤手当や残業手当等の各種手当も含まれます。

1 日当たりの傷病手当金支給額

＝「支給開始日以前の継続した 12 カ月間の標準報酬月額の平均額」÷ 30 日× 2/3

　なお、支給開始日以前に勤務月数が 12 カ月に満たない場合は、

①支給開始日が属する月以前の継続した各月の標準報酬月額の平均額

②申請年度の前年度 9 月 30 日における全被保険者の標準報酬月額の平均額

①か②のいずれか少ない方の額を使用して計算します。

傷病手当金の申請手続き

　申請手続きは、加入している健康保険により異なります。協会けんぽの場合は、健康保険傷病手当金支給申請書を①被保険者本人、②ステーション③主治医など療養担当者が記載し、管轄の協会けんぽに送付します。申請書は協会けんぽのウェブサイト（https://www.kyoukaikenpo.or.jp）からダウンロードができます。添付書類が必要な場合もありますので、詳細は管轄の協会けんぽにお問い合わせください。

　協会けんぽ以外の健康保険組合に加入している場合は、それぞれの窓口に問い合わせてみるとよいでしょう。

※治療と仕事の両立支援については、第3章2.健康管理（p.134〜）で解説します。

　　青海さんのステーションの就業規則には傷病休暇制度や休業中の賃金を補償する制度などはありませんでした。緑川さんと相談した結果、有給休暇を数日使用するほかは欠勤扱いとし、健康保険の傷病手当金を申請することにしました。
　　青海さんは、日頃から職員の健康についてもっと関心を持つことが重要だと実感しました。また、管理者自身が私傷病によって休まざるを得なくなった際にも健康保険の傷病手当金が申請できることを知り、少し安心しました。

参考文献
・全国健康保険協会：健康保険ガイド，病気やケガで会社を休んだとき．全国健康保険協会ウェブサイト．（https://www.kyoukaikenpo.or.jp/g3/cat310/sb3040/r139）

Q スタッフがステーションの傷病休暇制度を利用して休職しています。治療で休職中の職員に対して、病状を報告してもらうことは可能ですか。

A 就業規則で傷病休暇中の報告義務を定めている場合は、報告を命じることができます。報告義務を定めていなくても、一般的に妥当であると考えられる内容や頻度であれば、休職期間中に報告を求めることができます。休職前に報告の頻度（1週間に1度、1カ月に1度など）や方法（メール、電話、書面など）を決めておくと、職員にとっても「いつ連絡をしたらよいのだろう」という疑問が生じにくくなるでしょう。

職員の**モチベーション**を上げる **アイデア**

　傷病休暇制度は法律で義務付けられているわけではないので、ステーションのオリジナル制度といえます。船の業務に例えるなら、「体調を回復してまた船を動かす業務ができるよう、一時的に下船して、陸上で休み治療を受ける期間にしましょう」というイメージです。

　傷病休暇制度を利用すれば、休職期間中の労務提供義務を免除されます。職員は体調回復に専念することができますし、職場とのつながりが途切れない安心感は復帰への足掛かりにもなります。ステーションにとっても、働き方や処遇などの調整を図る仕組みとして有効です。

　どうしても職場復帰できない場合は、就業規則に基づき、双方の慎重かつ十分な話し合いを踏まえ労働契約を終了する場合もあります。休職中の職員を一方的に解雇することは、解雇権の濫用であり認められません。職場復帰に際しては、職員の主治医の診断を基に判断することが望ましいでしょう。

2. 妊娠、出産、育児による休業

常勤職員の緑川さんが青海さんに小さな声で話しかけました。「所長、妊娠したみたいなんです」青海さんは驚きつつも「おめでとう。お腹の赤ちゃんを大切に育てられるように働き方を考えていきましょうね」と声をかけました。妊娠中・出産前後や育児中の職員には、どのような支援や対応をすればよいでしょうか。

労働基準法や育児・介護休業法、男女雇用機会均等法では、働く女性の母性保護や男女双方を対象にした仕事と育児・介護の両立支援について定めています。特に育児や介護と仕事の両立支援制度については、少子高齢化や労働人口の減少、女性の活躍推進を背景に制度の拡充が進んでいます。法律を確認し、職場の制度を整備していきましょう。

産前産後休業期間に実施する措置

産前産後の休業期間は図5の通りです。

図5 産前産後の休業期間

出産		
産前休業	産後休業	
6 週間 （多胎妊娠の場合は 14 週間）	8 週間 （6 週間）	（2 週間）
本人が請求すれば休業	強制的に休業	本人が勤務を希望した場合に、医師が、支障がないと認めた業務につかせることは可能

必ず実施すべき措置

制度対象者の希望の有無にかかわらず、必ず実施しなくてはならない措置には次のようなものがあります。

- 妊産婦の危険有害業務の就業制限（危険有害業務とは、重量物を取り扱う業務や有害ガスを発散する場所での業務、その他妊産婦の妊娠、出産、哺育等に有害な業務を指します）
- 産後休業の取得（産後 8 週間）

希望があれば実施する措置

制度対象者の希望があれば必ず認めなくてはならない措置には次のようなものがあります。

- 保健指導または健康診査を受けるための時間の確保
- （医師等からの）指導事項を守ることができるようにするための措置
- 妊婦の軽易業務転換
- 妊産婦の時間外労働、休日労働、深夜業の制限
- 妊産婦に対する変形労働時間制の適用制限（1 日 8 時間、1 週間 40 時間まで）
- 産前休業の取得（産前 6 週間、多胎妊娠の場合は 14 週間）

育児休業期間に実施する措置

制度対象者の希望があれば必ず認めなくてはならない措置は次の 2 種類です。

- 育児休業の取得（子が 1 歳に達するまで。ただし保育園入園が難しい場合などは最長 2 歳まで取得可能）
- パパ・ママ育休プラス※制度の利用（子が 1 歳 2 カ月に達するまで）

  ※パパ・ママ育休プラス制度とは、両親がともに育児休業を取得する場合、原則、子が 1 歳までの休業可能期間が、子が 1 歳 2 カ月に達するまで（2 カ月分はパパ（ママ）のプラス分）に延長される制度です。

職場復帰後に実施する措置

制度対象者の希望があれば必ず認めなくてはならない措置には次のようなものがあります。

- 育児時間の取得（子が生後1年未満の場合、1日2回30分以上）
- 育児短時間勤務制度の利用（子が3歳未満の間）
- 所定労働時間外労働の制限（子が3歳未満の間）
- 法定労働時間外労働の制限（子が小学校就学未満の間、1カ月24時間、1年150時間まで）
- 深夜業の制限（子が小学校就学未満の間、午後10時から午前5時まで）
- 子の看護休暇制度の利用（小学校就学前の子1人の場合5日、2人以上の場合10日）

産前産後休業、育児休業に関する注意点

　妊娠、出産、育児を理由とした解雇や身分の変更といった不利益な取り扱いやハラスメント（マタニティハラスメント）は法律で禁止されています（表13、p.127 参照）。産前休業制度などを周知した際に、併せてマタニティハラスメントを防止するような注意を促しましょう。職員が妊娠したことが分かった際には、本人の合意を得て妊娠の報告をするとともに、ハラスメントをしないように声かけをすることも必要でしょう。

　なお、産前産後休業や保健指導・健康指導を受診するために早退した時間分や短時間勤務制度により短縮された時間分については、賃金を支払うことまでは義務付けられていないので、無給でも構いません。産前産後休業中は健康保険の出産手当金の支給対象になり、育児休業中は雇用保険の育児休業給付金の支給対象となりますし、社会保険料も免除となります。ただし、各種制度については要件を満たすことなどが必要となりますので、チェックリストを活用し手続きに漏れがないようにするとよいでしょう（表14）。

妊娠中や育児休業からの復帰時に必要な支援

　妊娠や出産、育児期の職員がいる場合は、職員自身の体調管理をサポートすること、体調に合わせて業務を配慮すること、希望の申請を尊重するなどはもちろん、配偶者や家族からの身体的・精神的なサポート状況の把握や、家族への協力依頼といった調整も管理者がすべきマネジメントです。普段から職場全体でお互いの業務の遂行状況や体調などに関心を持ち、支

表 13 禁止されている妊娠、出産、育児を理由とした不利益な取り扱いや
ハラスメント

対象	理由
女性	・妊娠、出産 ・妊婦検診など妊娠中および出産後の母性健康管理措置 ・坑内業務・危険有害業務の就業制限 ・産前産後休業の取得 ・軽易な業務への転換を請求し、または軽易な業務に転換したこと ・変形労働時間制の場合の法定労働時間外労働の制限 ・時間外労働、休日労働、深夜業の制限 ・育児時間の取得 ・つわり、切迫流産等、妊娠または出産に起因する症状により労働ができない、労働能率が低下したこと
子を持つ男女	・育児休業の取得 ・子の看護休暇の取得 ・所定労働時間外労働、法定労働時間外労働、休日労働、深夜業の制限 ・短時間勤務

⬇ 上記のような事由を理由として以下のような不利益な取り扱いをすることは違法とされます。

不利益な取り扱いと考えられる例
・解雇すること ・期間を定めて雇用される者について、契約の更新をしないこと ・あらかじめ契約の更新回数の上限が明示されている場合に、契約更新回数を引き下げること ・退職または正社員をパートタイム職員等の非正規社員とするような労働契約内容の変更の強要を行うこと ・降格 ・就業環境を害すること ・不当な自宅待機を命じること ・減給、または賞与等において不利益な算定を行うこと ・昇進・昇格の人事考課において不利益な評価を行うこと ・不利益な配置の変更を行うこと ・派遣先が派遣労働者の役務の提供を拒むこと

表14　産前産後休業、育児休業からの復職時に必要な手続き

時期	制度	手続項目	提出書類や必要な対応等の例	書類取得・提出先
産休中	健保・厚年	健保・厚年保険料免除	健康保険・厚生年金保険産前産後休業取得者申出書	日本年金機構
出産後	健保・厚年	健保・厚年保険料免除	産前産後休業取得者変更（終了）届	日本年金機構
	健保（協会けんぽの場合）	出産育児一時金請求	健康保険出産育児一時金支給申請書	必要手続きは、加入先や本人の状況によって異なります。詳細は加入健保にお問い合わせください
		出産育児一時金内払金支払依頼　※医療機関等で出産育児一時金の直接支払制度を利用し、差額の支給が生じる場合	健康保険出産育児一時金内払金支払依頼書・差額申請書	
		出産手当金請求	健康保険出産手当金支給申請書	
育休中	健保・厚年	健保・厚年保険料免除	健康保険 厚生年金保険 育児休業等取得者申出書	日本年金機構
	雇用保険	育児休業給付	育児休業給付受給資格確認票・（初回）育児休業給付金支給申請書	ハローワーク
			休業開始時賃金月額証明書	
復職時	健保・厚年	育児休業を予定より早く終了した際の届出	健康保険 厚生年金保険 育児休業等取得者終了届	日本年金機構
	厚年	子が3歳になるまでの年金に関する特例措置の申出	厚生年金保険 養育期間標準報酬月額特例申出書	
	健保・厚年	標準報酬月額の改定の申出（該当者のみ）	健康保険 厚生年金保険 育児休業等終了時報酬月額変更届	

健保：健康保険、厚年：厚生年金

え合う職場環境を形成することも管理者の責務でしょう。

　厚生労働省では、妊娠・出産した職員の円滑な職場復帰を支援するために「『育休復帰支援プラン』策定マニュアル」をウェブサイト（https://www.mhlw.go.jp/stf/seisakunitsuite/bunya/0000067027.html）で公開しています。このツールでは、職員と一緒に産前産後休業や育児休業からの復帰支援プランを立てていきます。例えば、「産休・育休復帰支援面談シート」は、出産予定日や制度の利用希望、体調や配慮して欲しいことなどの職員自身の意向、業務の引継ぎスケジュールなど聞きづらいことも確認できるような書式になっています。

　これらの公的なツールを活用して、効率よく効果的に、産休や育休からの復帰に向けた計画づくりと職場環境づくりをしていきましょう。

> 　青梅さんは緑川さんに、妊娠や出産、育児期に使える育児と仕事の両立支援制度をまとめた資料を渡し「体調に気をつけるのよ。何か不安なことがあったら相談してね」と話しました。緑川さんは「初めての妊娠で不安だったのですが、体調管理しながら職員として頑張りたいと思います」と笑顔で答えてくれました。産前休業開始の2カ月程前には、再度面談をして、業務の割り振りや休業中の連絡対応、復帰支援についてもゆっくりと話し合う予定です。

 パートタイム職員でも育児休業は取得できますか。

　パートタイム職員など雇用期間を定めて勤務している場合は、以下の条件を満たせば育児休業を取得できます。
①継続雇用1年以上の人（契約期間でなく実質的に継続していることをいいます）
②子が1歳6カ月※に達する日までに、労働契約の期間が満了しており、かつ、契約が更新されないことが明らかでないこと。
※子が2歳に達する日まで育児休業の延長を申し出る場合には、②は「子

が2歳に達する日までに、労働契約の期間が満了しており、かつ、契約が更新されないことが明らかでないこと」となります。

育児休業の申し出があった時点で、労働契約の期間満了や更新がないことが確実であるか否かによって判断します。

職員のモチベーションを上げる アイデア

子育て中の職員がいる場合は、夏休みなどの子どもの長期休暇中に子連れ出勤を可能としたり、職場の懇親会に子どもの参加を認めたりするのも働きやすい職場づくりのアイデアです。

ただし、ここで注意したいのは、職場はあくまでも働く場所であるということ。子連れ勤務等を快く思わない職員もいます。制度を導入する前に、業務に支障はないか職場でよく話し合いましょう。期間はどれくらいか、子どもは誰が見るのか、子どもの立ち入り可能・禁止スペースはどこか、などルールを明確にします。もし、実施後に業務に大きく支障が出ていると分かれば、管理者として子連れ制度を止める決断をすることも必要です。

子育て中の職員は、子どもの発熱などによって急に休まざるを得ないこともあるでしょう。そんなとき、他の職員に負荷がかかる場合があります。休んだ職員の分、業務を支える職員をきちんと評価することが重要です。

「育児しながらよく頑張っているわね」「いつも子育て中の職員を支えてくれてありがとう」といった配慮の言葉かけは大切です。また、給与面や有給休暇の取得などが公平になるよう舵取りをしていきましょう。

同じステーションという船に乗るクルーが、気持ちよく「おたがいさま」と助け合える職場の雰囲気を作れるかは、管理者の手腕にかかっています。

3. 介護による休業

常勤職員の緑川さんが青海さんに相談しました。「実家の父親が退院して自宅療養を始めると連絡がありました。母親も初めての介護で困惑しているようなので、数日手伝いに帰りたいのです」介護が必要な家族がいる職員にはどのような対応ができるのでしょうか。

厚生労働省が 2009 年 8 月から 2011 年 1 月にかけて約 4 万人の看護職（保健師、助産師、看護師および准看護師）を対象に行った「看護職員就業状況等実態調査」[1] では、これまでに退職経験のある人の退職理由として「出産・育児のため」が 22.1％、「家族の健康問題・介護のため」は 6.9％ でした。介護離職をはじめとした介護と仕事の両立の問題がニュースなどで取り上げられるようになり、国も支援対策を進めてきています。2017 年に施行された改正育児・介護休業法では、介護の対象となる家族の拡大や、介護休業の分割取得可など、介護と仕事の両立に関する支援制度が手厚くなりました。今後職場では、少子高齢化が進展する中で、育児だけではなく介護と仕事の両立についても、対応を求められる機会がますます増えると思われます。

介護と仕事の両立支援制度の内容

　一定の要介護状態の家族がいる職員は、男女を問わず表 15 に示した介護と仕事の両立支援制度を利用することができます。パートタイム職員であっても、一定の条件を満たせば対象者となります。

　制度利用の対象となる要介護状態の家族とは、配偶者（事実婚を含む）、父母、子、配偶者の父母、祖父母、兄弟姉妹、孫であり、同居や扶養関係などは問いません。

介護と仕事の両立支援制度利用時の要介護状態とは

　育児・介護休業法に定める要介護状態とは、負傷、疾病または身体上も

表15 法律が定める介護と仕事の両立支援制度（抜粋）

制度	内容	申出	育児・介護休業法
①介護休業制度	対象家族1人につき、要介護状態に至るごとに最大93日まで取得できる。最大3回までの分割取得が可能	○	第11条〜第15条
②介護のための勤務時間の短縮等の措置	短時間勤務制度その他の措置（フレックスタイム制度や始業・終業時間の繰り上げ、繰り下げ、介護サービス費用の助成など）	○	第23条
③介護休暇制度	対象家族が1人であれば年に5日まで、2人以上であれば年に10日まで、半日単位で休暇を取得	○	第16条
④法定時間外労働を制限する制度	1カ月24時間、1年150時間を超える時間外労働の制限	○	第18条
⑤深夜業を制限する制度	深夜労働（午後10時から午前5時まで）の制限	○	第19条、第20条
⑥配置に対する配慮	配置の変更を行おうとする場合に、その就業場所の変更によって介護が困難になる労働者がいるときは、当該労働者の介護の状況に配慮が必要	—	第26条
⑦不利益取扱いの禁止	①〜⑤までの制度の申出や取得を理由として、解雇などの不利益な取り扱いの禁止	—	第10条、第16条、第18条、第20条、第23条

しくは精神上の障害により、2週間以上の期間にわたり常時介護を必要とする状態のことをいいます。

　常時介護を必要とする状態に関する判断基準は下記の通りです。

● 介護保険制度の要介護状態区分において要介護2以上であること

● 表16 の状態①〜⑫のうち、2が2つ以上または3が1つ以上該当し、かつ、その状態が継続すると認められること

表16 常時介護を必要とする状態に関する判断基準

項目＼状態	1 [注1]	2 [注2]	3
①座位保持（10分間一人で座っていることができる）	自分で可	支えてもらえればできる [注3]	できない
②歩行（立ち止まらず、座り込まずに5m程度歩くことができる	つかまらないでできる	何かにつかまればできる	できない
③移乗（ベッドと車いす、車いすと便座の間を移るなどの乗り移りの動作	自分で可	一部介助、見守り等が必要	全面的介助が必要
④水分・食事摂取	自分で可	一部介助、見守り等 [注4] が必要	全面的介助が必要
⑤排泄	自分で可	一部介助、見守り等が必要	全面的介助が必要
⑥衣類の着脱	自分で可	一部介助、見守り等が必要	全面的介助が必要
⑦意思の伝達	できる	ときどきできない	できない
⑧外出すると戻れない	ない	ときどきある	ほとんど毎回ある
⑨物を壊したり衣類を破くことがある	ない	ときどきある	ほとんど毎日ある [注5]
⑩周囲の者がなんらかの対応をとらなければならないほどの物忘れがある	ない	ときどきある	ほとんど毎日ある
⑪薬の内服	自分で可	一部介助、見守り等が必要	全面的介助が必要
⑫日常の意思決定 [注6]	できる	本人に関する重要な意思決定はできない [注7]	ほとんどできない

注1：各項目の1の状態中、「自分で可」には、福祉用具を使ったり、自分の手で支えて自分でできる場合も含む。

注2：各項目の2の状態中、「見守り等」とは、常時の付き添いの必要がある「見守り」や、認知症高齢者等の場合に必要な行為の「確認」、「指示」、「声かけ」等のことを指す。

注3：「①座位保持」の「支えてもらえればできる」には背もたれがあれば1人で座っていることができる場合も含む。

注4：「④水分・食事摂取」の「見守り等」には動作を見守ることや、摂取する量の過小・過多の判断を支援する声かけを含む。

注5：⑨3の状態（「物を壊したり衣類を破くことがほとんど毎日ある」）には「自分や他人を傷つけることがときどきある」状態を含む。

注6：「⑫日常の意思決定」とは毎日の暮らしにおける活動に関して意思決定ができる能力をいう。

注7：「⑫日常の意思決定」の「本人に関する重要な意思決定はできない」は、慣れ親しんだ日常生活に関する事項（見たいテレビ番組やその日の献立等）に関する意思決定はできるが、本人に関する重要な決定への合意等（ケアプランの作成への参加、治療方針への合意等）には、指示や支援を必要とすることをいう。

介護と仕事の両立支援制度に関する注意点

● 要介護状態の家族が入院中の際も制度を利用することができる

ここでいう介護とは、歩行、排泄、食事、入浴等の日常生活に必要な便宜を供与することをいいます。医療機関や福祉保健施設等で、医療従事者や介護職などの介助を受けている場合であっても、職員本人が介護をしているのであれば、社会通念上「対象家族を介護する」に該当し、制度を利用することができます。

● 介護と仕事の両立支援制度の利用を理由にした不利益な取り扱いやハラスメントは禁止

職員がこれらの制度の利用を申し出たり、実際に利用したことを理由として、正社員からパートタイム職員になるよう強要したり、退職させることは法律で禁止されています。不利益な取り扱いやハラスメントの詳細は表13（p.51）に準じていますので参照してください。

● 介護休暇取得日を有給にすることまでは求められていない

職員が介護休暇を取得していて業務をしない日や時間については賃金を支払う義務はありません。そのため、介護休暇を無給としているステーションが多いようです。

また、有給休暇と介護休暇の取得に優先順位はなく、職員本人の希望により取得できますので、職員の判断に任せます。ただし、職員が介護休暇と法定の有給休暇を混同して「介護休暇は有給」と勘違いし、給与明細を確認して、「無給だと知っていたら有給休暇を利用していたのに！　なぜ先に教えてくれなかったのですか」とトラブルになることもあるようで

す。介護休暇の申し出があった際に職員に確認しておくことをお勧めします。

介護休業中の所得補償

介護休業中の所得補償として、雇用保険から介護休業給付金が支給されます。支給額は以下の通りです。

休業開始時賃金日額※**×支給日数× 67%**

※休業開始時賃金日額は、介護休業開始前 6 カ月間の賃金により算定されます（ただし、支給額には上限額、下限額があります）。

介護休業給付金の支給を受けるには「介護休業給付金支給申請書」「雇用保険被保険者休業開始時賃金月額証明書」をハローワークに提出する必要があります。

なお、社会保険料は、産前産後休業や育児休業中は免除されますが、介護休業については免除されません。

介護の問題が発生する前の支援

介護と仕事の両立に関しては「仕事を代わってくれる人がいない」「介護休業を取ると収入が減るのではないか」というような不安を持つ人が多いようです。介護では急に休む必要が生じる場合もあります。制度を知らないがゆえに職員が退職してしまうという不本意な事態を防ぐためにも、介護の問題が発生しそうな年代の職員がいるならば、機会を設けて介護と仕事の両立支援制度について周知したり、話題に取り上げたりして、いざ介護が始まるときに困らないように準備することをお勧めします。

例えば、40 歳になると介護保険料の徴収が始まり、65 歳になると介護保険被保険者証が届きます。そのタイミングで、介護と仕事の両立支援に関する職場の制度の説明（介護休業、短時間勤務など）や、相談窓口に関する情報提供をしたり、家族の健康状況について確認しておくとよいでしょう。職員の家族が利用できる介護保険制度の概要についても説明する機会を設けるとよいかもしれません。

また、職員に対して親と話し合うことを奨励するのもよいでしょう。厚

生労働省では、介護と仕事の両立支援のために、職員の介護プランを作成することを勧めており、そのための支援ツール「仕事と介護の両立支援実践マニュアル」をウェブサイト（https://www.mhlw.go.jp/stf/seisakunitsuite/bunya/koyou_roudou/koyoukintou/ryouritsu/model.html）で公開しています。その中の「親が元気なうちから把握しておくべきことチェックリスト」では職員自身が知っておくとよい内容が網羅できるようになっています。

親が元気なうちから把握しておくべきこと（例）

- 親の老後の生き方の希望（介護が必要になったとき誰とどのように暮らしたいか、延命治療の希望の有無等）
- 親の生活環境や経済状況（1日、1週間の生活パターン、困っていること、不便に感じること、経済状況、財産等）
- 親の趣味・嗜好（趣味や楽しみ、好きな食べ物等）
- 地域とのつながり（友人、活動仲間の情報、家族や親以外の連絡先）
- 現在の行動面・健康状況（食事、排泄、歩行等）
- 介護を行う側の状況
- 地域包括支援センターの所在地や連絡先
- 勤務先の支援制度　　　　　　　　　　　　　　等

　職員自身が家族と話し合い、親の現状把握や介護が必要になったときの対応策などを考えておくよう推奨することが、職場の対策として有効であるといえます。ぜひ一度、職場で介護と仕事の両立について、話題に取り上げていただければと思います。

介護が発生した場合の支援

　実際に職員に介護の必要性が発生した際は、介護と仕事の両立に対する課題や希望する働き方などを把握することが重要です。また、介護休業中も適宜、連絡を取り合ったり、復職の相談を受け付けたりすることは、休業中の職員の不安を軽減し、離職の防止につながります。どこまで職場に状況を開示してよいのか個々の職員と相談しつつ、職員が安心して介護と仕事を両立できるよう支援体制を整えましょう。

青海さんと相談した結果、緑川さんはまず有給休暇を取得して実家に帰ることにしました。そこで両親の状況を把握してから、今後どのような勤務体制にするかを検討する予定です。青海さんは「介護と仕事を両立できるようサポートしますから安心してください」と緑川さんに伝えました。

引用文献

　1）厚生労働省：看護職員就業状況等実態調査．2011.

  介護休暇・介護休業を利用したいと申し出た職員に「家族が要介護状態であること」の証明書の提出を求めることはできますか。

　介護休暇や介護休業の申し出があった場合に、対象家族や職員との続柄、要介護状態であるかどうかなどを判断するため、必要に応じて職員に対して証明書を提出するように求めることは認められています。訪問のスケジュール調整をするためにも、どのぐらい休暇や休業を取得するのか、他の家族の協力状況、復帰時期の目安などを職員とよく話し合っておくことが大切です。

　人によって家庭環境や家族に対する思いはさまざまです。医療者として多様な家族の形や状況を見ていても、自分自身の家族や介護については触れて欲しくないと思う人もおり、繊細な話題であるといえます。職員の介護と仕事の両立を支援する際には、その点を留意しながら、どのように他の職員の理解や協力を求めていけばよいか、職員とよく話し合っていくことが重要です。

　介護休業からの復職時期が近付いた職員に対しては、職場の現状を伝えると親近感を抱いてもらえるかもしれません。復帰後に配慮して欲しいことがあれば遠慮なく申し出るよう伝え、職場としてサポートできることとできないことを明確にしておくことが重要です。そしてなにより有効なのは、「あなたの復帰を待っている」というメッセージを送ることです。

6

教育・研修

　青海さんは、職員の利用者に対するアセスメント能力を向上し、記録の内容をより適切なものにするための研修の機会を設けたいと考えました。全職員を対象とした研修を開催する際の労働時間や賃金の取り扱いはどのようになっているのでしょうか。

　看護職をはじめとした医療従事者は、その業務の提供において、最善の注意義務を尽くすべきとされます。最高裁判所の判決においても「いやしくも人の生命及び健康を管理すべき業務（医業）に従事する者は、その業務の性質に照し、危険防止のために実験上必要とされる最善の注意義務を要求される」（最高裁判例；昭和36年2月16日判時251·7）と判示しています。

　ステーションでの業務においても、その時々の水準を満たした看護を提供する義務があります。現在では医療技術や医療機器が進歩し、在宅でも人工呼吸器をはじめとしたさまざまな医療機器を使用する利用者が増えてきました。また、行政の施策により在院日数の短縮と外来治療や在宅医療が推進され、在宅においても療養だけでなく積極的な治療も行われています。加えて、利用者の日常生活の総合的な向上のためには、家族の支援や指導を行うだけでなく、他の医療サービスや福祉サービスとの連携が必要です。そのような背景から、訪問看護師には看護能力を持続的に向上する努力が欠かせないといえます。

法律で実施が義務付けられている教育・研修

　労働安全衛生法第59条では、雇い入れ時や、作業内容を変更したとき、危険または有害な業務に職員を就かせるときに、安全衛生教育の実施を義務付

けています。この安全衛生教育は、労働者が従事する場合の労働災害の防止を図るため、事業者の責任において実施されなければならないものとされており、ステーションと職員が労働契約を締結する際に発生する安全配慮義務に基づき、実施する必要があります（都道府県労働基準局長あて労働省労働基準局長通達：昭和 47 年 9 月 18 日基発第 602 号）。

　ステーションでの安全衛生教育の内容としては、

- 職員自身の医療上の安全
- 腰痛予防
- 交通事故予防に関する教育（ステーション⇔利用者宅、利用者宅⇔利用者宅、自宅⇔利用者宅、自宅⇔ステーション）
- 利用者や家族からの暴力対策
- 職員自身の健康管理　　　　　　等

が挙げられます。

教育・研修の内容と受講時間の取り扱い

　ステーションが**職員に対して教育・研修の受講を強制することは、労働契約により生じる業務命令権に基づき行うことができます**。ただし、業務とは関係の薄い教育・研修の内容（思想教育や、看護職であるのにもかかわらず簿記の研修など）であれば、業務命令で受講させることはできません。

　教育・研修の時間の取り扱いは、その**教育・研修の参加が必須である、または参加が余儀なくされているとき**（研修の不参加が欠勤扱いになる、賞与・昇格などの査定をするときに減点評価される場合や、内容からして今後の業務に必要であり受講しないわけにはいかないなど）は、**賃金支払い対象の労働時間に該当**します（表17）。

　研修を所定の労働時間外に実施する場合は、割増賃金の支払いも必要です。研修の企画や実施に関連した業務についても、当然に労働時間として扱うことが求められます。

　昼休みを「研修や勉強会の時間にする」と強制するのも不適切です。休憩時間は自由利用が原則です。訪問看護はストレスの多い業務でもありますので、職員がほっとひと息をつける時間を確保しましょう。

表17　参加が必須／任意の場合の取り扱いの相違点

判断項目	参加が必須	参加が任意
労働時間に該当するか否か	該当する	該当しない※
所定労働時間外に実施する場合、時間外勤務となるか	なる	ならない
故意に欠席した者を指導・処分できるか	できる	できない
評価の対象とすることができるか	できる	加点評価：できる 減点評価：できない

※ただし、業務に密接に関連するものであり、事実上参加が強制させられているようなものであれば、労働時間に該当

採用内定者に対する研修

　採用内定者に対し、不安の解消やイメージと現実とのギャップを少なくすることなどを目的に、入職前に研修を行う場合もあるかと思います。その際は、参加の必須の度合いが強いならば労働として最低賃金法が定める最低賃金額以上を支払う義務がありますが、参加が任意であれば支払う必要はありません。任意参加の研修であっても、参加へのモチベーションを高めるため、交通費を支給するなどの工夫をしているステーションもあります。

新入職員に対する研修

　業務に必要とされる実践的な能力を実際の業務を通して習得する研修をOJT（On The Job Training）といいます。ステーションでは、OJTを十分に行うことで、新入職員の離職予防につなげたり、安心して働き続けられる環境を整備することができます。このOJTも労働契約に基づいた研修ですので、労働時間として賃金を支払う必要がありますし、所定の労働時間外に業務が発生した場合は、時間外手当を支払わなければなりません。

　訪問看護のOJTの具体的な内容については、さまざまなマニュアルが出ていますので、参考にしてみてください。例えば、東京都福祉保健

局が作成している「訪問看護 OJT マニュアル」は東京都福祉保健局の
ウェブサイト（http://www.fukushihoken.metro.tokyo.jp/kourei/hoken/houkan/
ojtmanyual.html）よりダウンロードすることができます。

職員が欠勤して外部研修の受講を希望したとき

　職員が自らの自由意志で、勤務を休んで外部機関の研修を受講した際は、
ノーワーク・ノーペイの原則から、賃金を保障する義務はありません。た
だし、研修の内容が業務遂行上必要な知識技能の習得を目的としており、
研修に参加しないと業務遂行が不可能、または困難になるような場合は、
労働時間として扱う必要があり、賃金を支払う義務が発生します。

職員が有給休暇を利用して外部研修の受講を希望したとき

　有給休暇は、本人が希望する時季に取得させることが原則ですから、研
修参加に際し有給休暇の利用を妨げることはできないというのが法律上の
考え方です（労働基準法第 39 条）。

　ただし、有給休暇の取得に偏りがある場合や業務の負荷に偏りが顕著で
ある場合は、職場内での不公平感が生じます。自主的なスキルアップを支
援する職場環境をつくるためにも、職場全体で、業務の繁忙期や外部機関
が行う研修などのスケジュールをあらかじめ年間ベースで共有し、計画的
に有給休暇を取得するような取り組みをすることをお勧めします。

職員が長期間にわたる外部研修の受講を希望したとき

　看護師養成機関への通学、専門看護師や認定看護師などの教育課程、特
定行為研修といった長期間にわたる外部の研修の受講を希望した際には、
職員とステーションとの間で下記に示す事項について確認しておきましょ
う。言った、言わないの齟齬がないよう、書面でまとめておくことが重要
です。

①賃金の取り扱い（月給、昇給、賞与、退職金の算定への影響など）

②費用

- 研修費、交通費、宿泊費（ステーション負担か、自己負担か）

- 退職後の費用の取り扱い（返還基準、免除基準、返還割合、利子、期間、身元保証人に対する責任）
③ 身分保障（通常勤務扱いか、休職扱いか、欠勤扱いか）
④ 評価・待遇（研修参加による評価の有無、内容、研修修了後の身分、通常業務を行わないこととの関連性）

自己啓発を援助する制度

　e-ラーニングや看護に関する書籍・雑誌の購入、講習会の参加、通信教育などの学習に必要な費用を補助する制度を設けることで、職員の自主的・主体的な能力開発を支援することができます。

　このような制度があれば、育児や介護などの理由により時間に制約があり外部の研修に行けない職員であっても、自身の関心や制約に応じた教育を選ぶことができるため、職員に対し教育の機会を公平に与えることができます。

ステーションの教育研修規程の整備

　職員のやる気を引き出す職場づくりのために、**教育・研修については、ステーションとして教育研修規程を設けて明確にしましょう**。制度があることで、求人・採用時にも職場の強みとしてアピールすることができます（資料4）。

奨学金制度や公的な教育訓練給付制度の活用

　ステーションの経営状態が、職員教育にかかわる金銭的補助をする余裕がない場合は、奨学金制度や公的な教育訓練給付制度について職員に情報提供するとよいでしょう。この方法によっても職員の能力開発を支援することができます。

- **日本看護協会の奨学金制度**

　日本看護協会では、看護職のキャリアアップを支援するための奨学金制度を設けています。認定看護師教育課程については、認定看護師教育課程奨学金制度を準備しており、120万円までを無利子で貸与しています。

自己啓発援助規程

第 1 条（総　則）

この規程は、自己啓発援助制度の運用取り扱いについて定めたものである。

第 2 条（目　的）

自己啓発援助制度は、社員の自己啓発を経済的に支援することにより、専門知識および専門技術に関しての資質向上を図るために実施する。

第 3 条（対象者）

自己啓発援助の対象者は前項の目的をもって、会社に申し出た社員で、会社が認めた者とする。

第 4 条（援助の対象）

会社は、以下に掲げる社員の自己啓発活動に要する費用の一部を援助する。

①業務に関係する図書の購入

②業務に関係する技術の習得、教室等への受講

③業務に関する講習会への出席

④公的資格の取得のための通信教育の受講

⑤前各号に準ずる内容として会社が認めたもの

第 5 条（費用の限度額）

費用の補助は、1 人年間合計 3 万円を上限とする。

第 6 条（費用の申請）

費用の補助を受けることを希望する者は、所定の申請書に必要事項を記入の上、領収書を添付し総務部長へ提出する。

第 7 条（支払い）

補助金は、毎月月末に締め切り、翌月の給料支払日に支払う。

付　則

この規程は、○○年○月○日から施行する。

● 雇用保険の教育訓練給付制度

教育訓練給付制度とは、雇用保険に設けられている制度で、職員の主体的な能力開発や中長期的なキャリア形成を支援し、雇用の安定と再就職の促進を図ることを目的とし、教育訓練の受講に支払った費用の一部が支給されるものです。看護師養成機関や認定看護師教育課程、特定行為研修の

教育機関のうちいくつかはこの制度の対象施設です。

　教育訓練給付制度には、一般教育訓練と専門実践教育訓練の 2 種類があります。一般教育訓練とは、一定の条件を満たした人が厚生労働大臣の指定する講座を受講し修了した場合、支払った学費のうち 20％（最大 10 万円）が支給される制度です。専門実践教育訓練とは、中長期的なキャリア形成を支援するための制度で、一定の条件を満たした人が厚生労働大臣の指定する講座を受講し修了した場合、支払った学費のうち 70％（最大 168 万円）が支給される制度です。

　この教育訓練給付制度が利用できる講座については、ハローワーク・インターネットサービスで検索できます。看護以外にも経営や哲学などさまざまな分野の講座が開設されていますので、ぜひ利用してみてください。

　青海さんは、訪問看護師向けの外部のフィジカルアセスメントの研修に参加した職員に講師になってもらい、全職員を対象とした勉強会を開催することにしました。初めてのことで職員には戸惑った様子が見られましたが、労働時間扱いで賃金支給対象とすること、今後も定期的に職場での学習をすすめ、ケアの質の向上に努めたいと話すと、職員からは「実は自分のケアが適切か不安だったのです」という率直な意見も出て、ニーズがあることが分かりました。心なしか職員も楽しそうで、青海さんはよかったと思いました。

参考文献

・公益社団法人日本看護協会：生涯学習支援，奨学金制度．公益社団法人日本看護協会ウェブサイト．（http://www.nurse.or.jp/nursing/education/scholarship/index.html）

　訪問看護は、基本的に職員１人で利用者宅に訪問するので、何か困ったことがあっても、職員同士ですぐに相談し合えないという側面があります。とはいえ、業務が忙しいからと問題解決を後回しにしてしまうと、ケアに不安を感じたままになってしまいます。

　ですから、ステーション内で定期的（１週間に１度、２週間に１度など）に情報伝達やケーススタディの時間を設けるとよいでしょう。確実に話し合う場があるというのは組織の心理的安全性を高めることにつながります。もちろん、急を要する場合は、情報の共有方法を臨機応変に工夫します。

　また、外部研修に職員を派遣するのも有効です。職員の知識や技術が向上すれば、おのずと不安の軽減も図れるでしょう。教育研修規程を設けて、ステーションとして学習の機会をバックアップすることを明確にすれば、職員のモチベーションもあがります。さらに、求人の際には、職員の能力開発支援をしていることは強みとしてアピールできます。

　船を動かすクルー１人ひとりの操作技術がレベルの高いものになれば、クルー自身も安心して運航に携われるようになるものです。そして、クルー全員の技術が質の高いものに統一されていけば、運航はさらに安定していきます。訪問看護も同じです。どの職員が訪問した際でも、利用者さんに安心してもらえるよう、ケアに満足してもらえるよう、ステーション全体で教育・研修に取り組んでいきましょう。

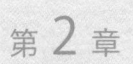

第 2 章

人事

採用活動

1

青海さんの訪問看護ステーションは、利用者からの評判がよく、新規利用の申し込みが続いています。そこで、マンパワーを増強すべく職員の採用に力を入れることにしました。どのようなことに注意したらよいでしょうか。

採用活動は、おおむね①**募集**、②**応募受付**、③**面接**、④**選考**、⑤**結果通知・承諾**、⑥**入職**の流れで進みます。流れに沿って具体的に解説します。

1. 募集

人材の募集にはさまざまな方法があります（表1）。募集活動にかけられる費用や労力などをあらかじめ算出しておき、それぞれの方法の特徴や効果を想定しながら利用する方法を検討しましょう。

ハローワークや都道府県ナースセンターの活用

ハローワークは公共職業安定所の通称で、総合的雇用サービスを提供している公的機関です。地域の実情に合わせた求人条件設定や人材確保に関する相談対応、人材紹介を行っています。雇用の安定等を図るために訪問看護ステーション（以下、ステーション）が活用できる返還不要な助成金や給付金等の相談や申請もできます。国の施策に従い、各都道府県の主要なハローワークは福祉人材コーナーを設置し、福祉分野の職業紹介や事業に力を入れています。合同就職説明会や事業所へのコンサルティング、雇用管理改善・人材確保に関するセミナーといったサービスを提供している場合もあ

表1 募集方法とその特徴

募集方法	特徴
ハローワーク （公的な無料職業紹介機関）	・公的な機関として求人側、求職側双方に安心感がある ・「ハローワーク・インターネットサービス」は、閲覧件数が国内最大規模である ・雇用保険の失業給付の手続きと関連した仕組みがあり、求職者が検索する機会が多い
都道府県ナースセンター （看護協会が運営する無料職業紹介所）	・看護職に特化している ・看護職の届出制度と絡めて求職者への情報提供がされるため、検索されることも多い。求人側、求職者側に親身な相談対応をしてくれる
折込チラシ等の広告	・地域を特定して募集できる ・情報掲載に一定のコストがかかる ・記載スペースが小さく、掲載情報に制約がある
求人情報サイト	・インターネットを通じて幅広い人材、地域に情報を発信できる ・ある程度のコストがかかる場合もある ・インターネットを利用しない層には情報が伝わらない
自ステーションのホームページ・パンフレット	・自ステーションの特徴や仕事の内容、労働条件、教育・研修など多くの情報を自由に記載できる ・写真やイラストなども活用でき、ステーションのイメージを活かした情報提供ができる
リファラル採用 （職員や職員の友人・知人を通じての採用）	・職員や職員の友人・知人を通じての紹介であると、働き方や人間関係などの情報も伝えられる上、双方に責任があるので、入職後のミスマッチが少ない

るので、ハローワークの事業者向けの窓口に確認してみましょう。

　都道府県ナースセンターは、看護師等の人材確保の促進に関する法律に基づき、看護職員確保対策の拠点として 1992 年に設置されました。47 都道府県に必ず 1 カ所設置され、**職業紹介事業や再就業支援等の研修の実施、潜在看護職の実態把握調査**など看護職確保に向けた取り組みを行っています。地域の看護職の就業希望条件などを把握していますので、求職者の求める

労働条件や他のステーションの求人活動について尋ねたり、地域に根差した効果的な求人方法について相談するのもおすすめです。

　ハローワークも都道府県ナースセンターも無料で利用できますので、相談や求人申し込みをすることから始めましょう。相談を通じて自ステーションの魅力やその PR 方法に気づいたり、労働条件の注意点などを知るきっかけにもなります。ステーションの中にはこのような公的サービスを活用しないまま有料の民間サービス（求人情報サイト、有料職業紹介事業者等）を利用するところもありますが、非常にもったいないことです。まずは無料の公的サービスを活用しながら、必要に応じて有料の民間サービスを利用しましょう。

有料職業紹介事業者を活用する際の注意点

　民間の有料職業紹介事業者（以下、有料紹介事業者）を利用するステーションも多いかと思います。中にはトラブルが発生している事例もありますので、有料紹介事業者の選定に当たっては以下の点を確認しましょう。

選定時の確認事項

①職業紹介事業の許可を取っているか

　許可番号（届出受理番号）を有料紹介事業者に尋ねるか、厚生労働省が運営しているウェブサイト「人材サービス総合サイト」（ http://www.jinzai-sougou.go.jp/ ）で確認しましょう。同サイトでは、職業紹介事業の許可を得ているまたは届出を行っている全ての有料紹介事業者を掲載しています。有料紹介事業者の検索をはじめ、有料紹介事業者の紹介による就職者数、6 カ月以内の離職者数、手数料に関する事項・返戻金制度（有料紹介事業者の紹介による人材が短期間で離職した場合に手数料を返金する制度）の有無や内容、得意とする分野等を確認することができます。

②取引実績や評判はどうか

　医療機関との取引実績が公開されている場合は、直近の実績や評判を確認し、非公開の場合はできる限り情報を集めましょう。

③紹介した求職者の定着率はどうか

　有料紹介事業者が、自社の紹介により就職した者の定着率を把握している場合には、その水準を確認しましょう。

④担当者が求人者のニーズをよく理解しようとしているか

　有料紹介事業者の担当者には、求人者（ステーション）が求める人材の要件（能力、技術、経験年数など）を聞き取る姿勢があるでしょうか。質問には丁寧に答えてくれるか、連絡を密に取り合ってくれるか、求職者のニーズも十分に把握し調整に努めているかといった点も確認します。

⑤サービス内容は明示されているか

　次のサービス内容については必ず確認し、不明な点は事前に解消しておくことが重要です。

- 求人申込みから就職までのプロセスや平均的な期間
- 紹介手数料やその支払方法
- 手数料の減額・返戻（返還）制度の有無（制度がある場合は合理的な内容か、制度がない場合はその理由の説明があるかを確認）

求人希望を伝える際の注意点

　有料紹介事業者に求人の希望を伝える際は、**必要とする人材の適性や能力を詳細に書面等の記録に残る形にしましょう。**契約内容（紹介手数料、支払方法、返戻制度の規定）についても書面で受け取り確認・検討します。

　人材の選定は有料紹介事業者任せにせず、紹介された求職者の能力や技術、希望条件を紹介書類や面接で十分に確認する責任があります。求職者が有料紹介事業者との連絡や面接を通じて、ステーションの雰囲気や就業規則、福利厚生などの情報を求めてきた際には、きちんと回答することが大切です。

　有料紹介事業者と何かトラブルが生じた際には、都道府県の労働局に相談しましょう。

　なお、有料紹介事業者は以下の事項を順守すべきとされています。

- 事業者が自らの紹介により就職した者（無期雇用契約に限る）に対して、就職した日から2年間は転職の勧奨をすることは禁止
- 返戻金制度を設けることが望ましい
- 求職者・求人者双方に対し、求職者から受理する手数料および求人者から受理する手数料の両方を明示する
- 求職者等を勧誘するに当たっては、お祝い金等の金銭を支給することは望ま

しくない

　有料紹介事業者のサービスを利用する際は、入職後のミスマッチがない
よう、十分にコミュニケーションをとり、自ステーションの魅力を上手に
伝えることも大切です。

募集の際に掲載すべき労働条件

　募集の際に最低限明示すべき労働条件は以下の通りです。

- 業務の内容
- 労働契約の期間
- 試用期間
- 就業の場所
- 勤務時間（始業および終業の時刻、所定労働時間を超える労働の有無、休憩時間および休日、オンコールの有無等）
- 賃金※（賃金形態（月給、日給、時給等の区分）、基本給、定額的に支払われる手当、通勤手当、昇給に関する事項等）
- 健康保険、厚生年金、労働者災害補償保険、雇用保険の適用の有無
- 募集者の氏名または名称

※賃金のうち所定労働時間外労働（残業）の有無にかかわらず一定の手当
　を支給する制度（いわゆる「固定残業代」）を採用する場合は、以下のよう
　な記載が必要です（p.32 参照）。

①基本給（②の手当を除く額）

②時間外手当（残業代）の額（時間外労働の有無にかかわらず、〇〇時間分の時間外手当（残業代）として支給する旨を明示）

③②で明示した時間を超える時間外労働分についての割増賃金は追加で支給すること

募集の際の注意点

　求職者が理解しやすいように、労働条件の水準や範囲等をできるだけ具
体的に表記しましょう。募集の際に明示する労働条件等の内容が、労働契
約締結時のものと異なる可能性がある場合は、その旨を併せて明示します。

面接などの過程で、当初明示した労働条件等を変更する場合は、変更内容について求職者に速やかに知らせましょう。求職者から、変更した理由について質問された場合には、適切な説明を行います。

　当初明示した労働条件を変更した場合には、継続して募集中の求人票や募集要項等についても修正が必要となることがあります。その内容を検証した上で、適宜修正しましょう。労働条件等の一部を別途記載する場合は、その旨を併せて明示しましょう。

募集の際の禁止事項

　労働条件等において、虚偽や誇大な内容を掲載することは職業安定法により禁じられています。また、適性と能力に関係がないことを尋ねたり、応募書類への記載を強制して把握することは、就職差別につながるため禁止されています（表2）。採用活動を行う際には注意をしましょう。

性差別表現

　男女雇用機会均等法は、採用において、性別を理由とする差別を禁止し

表2　採用に当たり把握すべきではない事項

本人に責任のない事項	・本籍・出生地に関すること（「戸籍謄（抄）本」や本籍が記載された「住民票（写し）」を提出させることはこれに該当） ・家族に関すること（家族構成、家族の仕事の有無・職種・勤務先等、健康、地位、学歴、収入、資産などはこれに該当） ・住宅状況に関すること（間取り、部屋数、住宅の種類、近郊の施設など） ・生活環境などに関すること
本来自由であるべき事項（思想信条にかかわること）	・宗教に関すること ・支持政党に関すること ・人生観、生活信条に関すること ・尊敬する人物に関すること ・思想に関すること ・労働組合に関すること（加入状況や活動歴など） ・学生運動など社会運動に関すること ・購読新聞・雑誌・愛読書などに関すること

| 表3 | 男女雇用機会均等法に示されている募集・採用における性差別を理由とする禁止事項 |

1. 募集・採用に当たって、その対象から男女のいずれかを排除すること
2. 募集・採用に当たっての条件を男女で異なるものとすること
3. 採用選考において、能力および資質の有無などを判断する場合に、その方法や基準について男女で異なる取り扱いをすること
4. 募集・採用に当たって男女のいずれかを優先すること
5. 求人内容の説明など、募集または採用に関する情報提供で、男女で異なる取り扱いをすること

ています（表3）。したがって、「事務職は女性のみを募集します」などと募集要項に記載することはできません。

年齢制限

年齢に関係なく、個人の能力や適性を判断し、1人ひとりに均等に働く機会を与えることを目的として、「〇〇歳以下の人を募集」といった年齢制限を設けることは禁止されています。例外的に年齢制限を認める場合は、年齢制限を設ける理由を書面やメールで求職者に示さなければなりません。

● **定年年齢を上限として、その定年年齢未満の労働者を期間の定めのない労働契約の対象として募集する場合**

定年が60歳のステーションで、60歳未満の人を募集することは認められます。しかし、下限年齢を設定（定年が60歳のステーションで、40歳以上60歳未満の人を募集）することや、契約期間を設定（定年が60歳のステーションで、60歳未満の人を契約期間1年として募集）することは認められません。

● **長期勤続によるキャリア形成を図る観点から、若年者等を募集する場合**

「45歳未満の人を募集（要看護職免許）」や「〇〇年3月大学卒業見込みの人を募集」することは認められます。しかし、契約期間を設定（30歳未満の人を契約期間1年、更新ありとして募集）すること、職務経験を設定（40歳未満でかつ認定看護師資格保持者を募集）すること、下限年齢を設定（18歳以上35歳未満の人を募集）することは認められません。

人が集まる求人票の工夫

労働条件や待遇などを詳細に記載しましょう。試用期間の有無、試用期間中の待遇、正規職員と非正規職員の労働条件をきちんと明示することは後々のトラブル防止に役立ちます。

仕事内容や求人条件を具体的に記載しましょう。例えば「ターミナルの利用者さんが多いステーションですが、小児も対応しています」とすれば、ステーションでの働き方の特徴が伝わり、入職後のミスマッチを防ぐことができます。

求人票の特長欄を活用し、**ステーションの強みをアピール**しましょう。ICT を活用している、病院やクリニック等との連携を強化している、外部研修参加費用を補助しているなど、求職者が魅力に思えるようなポイントを記載します。

ステーションの雰囲気や取り巻く環境の魅力を伝えましょう。ステーションの理念や目標、どのような職員が働いているのか（年代や性別、趣味など）、駅から近い、商店街の近くにあり仕事帰りの買い物に便利な立地といった情報も求職者にとっては有益です。

ホームページやパンフレットの工夫

求人票や折り込みチラシなどは、掲載内容やスペースに制約があるのに対して、ホームページやパンフレットならば多くの情報を自由に発信することができます。さらに、写真やイラストを掲載できるので、ステーションのイメージをより伝えやすくなるでしょう。多くの求職者が閲覧するものだからこそ、ステーションの魅力が十分に伝わるコンテンツを効果的に盛り込むことが重要です。

ステーションの外観や内観、訪問中の写真を撮るときは、ステーションの雰囲気や環境が伝わる構図を意識してみてください。職員の良好な人間関係が感じられる場面や、こだわりの設備を掲載するのはいかがでしょうか。

研修会の写真などがあれば、ステーションが職員に学習機会を提供しているというアピールポイントに説得力が増します。

職員の体験談や口コミ、応募者に向けてのメッセージを掲載すれば、仕事のやりがいや職場と職員の雰囲気をダイレクトに伝えられるでしょう。自ステーションの特徴を職員がそれぞれ一言で表現したコーナーを設けるのも一案です。

　ただし、コンテンツを充実させようとするあまり、利用者や職員の同意を得ることなく個人情報や写真を掲載してしまってはトラブルになりかねません。事前に十分に説明して同意を得る、同意が得られなかった場合は掲載しない、定期的に掲載情報を精査し不適切だと考えられる際には掲載を取り下げる、個人情報は掲載しないなど、個人情報や写真の取り扱いには十分に注意しましょう。

リファラル採用を生かす

　職員や利用者、その関係者が持つネットワークを生かすことも大切です。例えば、利用者向けのステーションのパンフレットに「職員募集中です」と記載することにより、募集ツールとなります。

　そもそも職員自身が自分たちのステーションを誇れるような職場づくりをすることが大切です。その結果「このステーションでの仕事はやりがいがあって楽しい」「困ったことがあっても、悩んでいても、向き合ってくれる管理者や職員がいる」「知識やスキルをブラッシュアップできる機会がある」「有給休暇も取りやすく働きやすい職場だ」というような話が伝わり、応募につながることも少なくありません。

　人材定着と人材確保の取り組みは、別々ではありません。普段から働きやすい職場づくりをしていくことが大切です。

個人情報の定義と個人情報保護法

　ステーションでは、多くの個人情報を管理・保管・利用していることでしょう。採用活動においても、さまざまな個人情報を取得する機会がありますので、改めて取り扱いの注意事項を確認しましょう。

　個人情報とは、生存する個人に関する情報であって、氏名や生年月日等により特定の個人を識別することができるものと定義されています（個人情報の保

護に関する法律第 2 条)。個人情報には、他の情報と容易に照合することができ、それにより特定の個人を識別することができるものも含みます（表 4）。個人識別符号とはその情報だけでも特定の個人を識別できる文字、番号、記号、符号等を指します（表 5）。

　個人情報の保護に関する法律（以下、個人情報保護法）とは、利用者や消費者の安心のため、企業や団体が個人の情報を適切に扱い有効に活用できるよう運用方法を定めた法律です。個人情報を取り扱う全ての事業者に個人情報保護法が適用されます。

　個人情報を取り扱う事業者（個人情報取扱事業者）とは、「個人情報データ

表 4　個人情報に該当する事例（「個人情報の保護に関する法律についてのガイドライン」より抜粋）

- ・本人の氏名
- ・生年月日、連絡先（住所・電話番号・メールアドレス）、会社における職位または所属に関する情報について、それらと本人の氏名を組み合わせた情報
- ・防犯カメラに記録された情報等、本人が判別できる映像情報
- ・本人の氏名が含まれる等の理由により、特定の個人を識別できる音声記録情報
- ・特定の個人を識別できるメールアドレス（メールアドレスの情報だけでも、kojin_ichirou@example.com のように example 社に所属するコジンイチロウのメールアドレスであることが分かるような場合等）
- ・個人情報を取得後に当該情報に付加された個人に関する情報（取得時に生存する特定の個人を識別することができなかったとしても、取得後、新たな情報が付加され、または照合された結果、生存する特定の個人を識別できる場合は、その時点で個人情報に該当する）
- ・官報、電話帳、職員録、法定開示書類（有価証券報告書等）、新聞、ホームページ、ソーシャル・ネットワーク・サービス（SNS）等で公にされている特定の個人を識別できる情報

表 5　個人識別符号に該当する例

生体情報を変換した符号	DNA、顔、虹彩、声紋、歩行の態様、手指の静脈、指紋・掌紋等
公的な番号	パスポート番号、基礎年金番号、免許証番号、住民票コード、マイナンバー、保険証番号　等

ベース等」を事業のために使っている者を指します。この「個人情報データベース等」とは、個人情報をデータベース化したり検索可能な状態にしたものです。「個人データ」とは「個人情報データベース等」を構成する情報であり、「保有個人データ」とは「個人データ」のうち、事業者に修正、削除等の権限があるもので、6カ月以上保有するものを指します。個人情報取扱事業者は、本人から「保有個人データ」の開示請求を受けたときは、本人に対し、原則として当該保有個人データを開示しなければならないとされています。

　また、人種、信条、社会的身分、病歴、身体障害、知的障害、精神障害等の障害があること、健康診断その他の検査の結果、保健指導、診療・調剤情報については、取り扱いに配慮を要する**要配慮個人情報**として法律で定められています。これらの情報を取得する場合は、利用目的の特定、通知または公表に加え、あらかじめ本人の同意が必要です。

個人情報の安全管理

　ステーションの保有する情報は、職員や求職者の情報はもちろん、利用者の健康状態や障害、経済状況など厳重に取り扱わなくてはならないものばかりです。表6の視点を踏まえ、安全な管理体制を整えましょう。

　「個人情報の保護に関する法律についてのガイドライン」では、職員数が100人以下の中小規模事業者（一部の事業者を除く）に対して、円滑に情報保護の義務を履行し得るよう下記の手法を具体例として示しています。

- 個人情報の取り扱いの基本的なルールを決める
- 職員を教育する
- 紙で管理している場合は、鍵のかかる引き出しやキャビネットに保管する
- パソコン等で管理している場合は、ファイルにパスワードを設定する
- パソコンにセキュリティ対策ソフトウェアを導入する
- 責任者がデータの取り扱い方法について確認する
- メール等により個人データの含まれるファイルを送信する場合は、ファイルにパスワードを設定する
- 個人データ削除時には、データの削除や廃棄を責任ある者が確認する

表6　個人情報の安全管理に際して講ずべき措置

組織的安全管理措置	・組織体制の整備 ・個人データの取り扱いに関わる規律に従った運用 ・個人データの取り扱い状況を確認する手段の整備 ・漏えい等の事案に対応する体制の整備 ・取り扱い状況の把握および安全管理措置の見直し
人的安全管理措置	・職員の教育
物理的安全管理措置	・個人データを取り扱う区域の管理 ・機器および電子媒体等の盗難等の防止 ・電子媒体等を持ち運ぶ場合の漏えい等の防止 ・個人データの削除および機器、電子媒体等の廃棄
技術的安全管理措置	・アクセス制御 ・アクセス者の識別と認証 ・外部からの不正アクセス等の防止 ・情報システムの使用に伴う漏えい等の防止

マイナンバーの取り扱いについては、p.94 で解説します。

 当初掲示していた労働条件に誤りが見つかりました。既に応募があり、来週には面接の予定です。その際に、誤りがあったことを説明すれば問題ありませんか。

 労働条件が変更された場合は、その変更が確定後、可能な限り速やかに変更内容を明示することが法律で定められています（職業安定法第5条の3第3項）。変更内容の明示は、求職者が適切に理解できるような方法で行う必要があります。

①変更前と変更後の内容を対照できる書面で交付する方法
②労働条件通知書において、変更された事項に下線を引く、着色する、脚注を付ける方法　など

　ただし、労働条件を安易に変更することは応募者の混乱を招くため避けましょう。なお、変更明示が適切に行われていない場合や、労働条件が不適切だった場合（明示が不十分な場合や虚偽の内容）は、行政による指導監督（行政指導や改善命令、勧告、社名公表）や罰則等の対象となる場合がありますので注意が必要です。

　採用活動に成功しているステーションは、PR 方法に関するさまざまな工夫をしています。意外に思われるかもしれませんが、実はステーションが抱える課題も、見せ方によっては有効なアピールポイントになり得ます。例えば、「私たちのステーションには〇〇のような課題があります。その解決にむけて〇〇を始めたところです。一緒に取り組んでくれる仲間を募集中です」と記載すれば、ステーションの特徴が分かる上、求職者のスキルを活用しようとする姿勢が伝わります。

　新しいクルーを募集するに当たっては、自分たちが動かしている船（ステーション）にどのような特徴があるのかを考えてみましょう。クルーがたくさんいて安定した航海をする大きな船か、小さな船ではあるけれど、その代わり動きが俊敏で内装やクルーも個性的でユニークな船か、など、自分たちの船の特色を上手に伝える工夫をしてみてください。

2. 応募受付

　求人情報を見た求職者からステーションに連絡があった場合、応募書類（履歴書、職務経歴書等）を提出してもらい、これらの記載内容を踏まえて選考を行います。

　応募時に履歴書のみを提出してもらうステーションもありますが、職務経歴書等の求職者の価値観、経験、スキルを知るための資料を併せて提出してもらうことをお勧めします。これまでどのような看護を行ってきたのか、職場でどのような役割を果たしてきたのかを知ることは大切です。職務経歴書等では、履歴書には書くスペースがないボランティア活動や社会貢献活動、研修・学会参加などの詳細が分かります。それらは求職者が求める勤務条件や価値観を知るための資料となり、給与や役職などの処遇の検討材料になります。また、面接時にヒアリングする内容の準備にも役立ち、採用後のミスマッチを防ぐことにもつながります。

　応募書類には、氏名や住所をはじめ多くの個人情報が記載されていま

す。応募書類や求職者リストなどは、ルールを決めて慎重に取り扱うようにしましょう。例えば、鍵のかかる引き出しやキャビネットに保管し担当者以外が見ることができないようにする、メールでファイルを送信する場合はファイルデータにパスワードをかける、安全性の高いデータ送信サービスを利用する、データを格納したパソコンには担当者しか触れないようにする等の対策があります。

3. 面接

　求職者と面接をし、応募動機や希望の労働条件、人柄等を確認します。面接時には質問リスト（表7）などを活用し、確認漏れがないようにすることも有効です。また、働きたいという気持ちを持ってもらえるように、ステーションの方針や業務内容、職場の雰囲気などを説明することも大切です。

4. 選考

　求職者を採用するかどうか検討します（表8）。ステーションには**採用の自由があり、どのような人を雇用するかについて、原則として自由に決定することができます**。ただし、憲法や法律では、労働者の国籍、信条、社会的身分を理由とする差別的取り扱いを禁止していますし（日本国憲法第14条、労働基準法第3条）、性差別の禁止（男女雇用機会均等法第5条）や年齢制限の

表7　面接時の質問リスト

・当ステーションを志望した理由
・訪問看護の仕事を希望した理由
・職場の仲間とどのように接していきたいか
・継続的にこの職場で働きたいと考えているか
・本人のキャリアプラン

表8 選考時チェック項目

- 問合せ時の電話対応は丁寧か
- 面接時に約束の時間を厳守していたか
- 髪形や服装、身だしなみに清潔感はあるか
- 質問・問いかけの意味を適切に理解しているか
- 言葉づかいはきちんとしているか
- 健康面に問題はないか
- 体調や家族関係などにおいて配慮が必要か（必要時はその内容）
- 入職後、一緒に働きたいと思うか
- 前の職場の離職理由はどのようなものか
- 給与などの条件面だけを重視した志望動機ではないか

禁止（雇用対策法第10条）などが定められていますから、それら禁止事項を認識した上で選考を行う必要があります。

　職員数が少ないステーションであれば、職員と一緒に求職者の選考をしてもよいかもしれません。ただし、その際には、個人情報保護の観点から、知り得た情報の取り扱いには十分に注意するよう職員に伝えましょう。

5. 結果通知・承諾

　採用の可否を決定した後は、求職者にその結果を電話やメール、書面にて連絡します。求職者は複数の職場に応募していることが多いので、応募から結果を通知するまでなるべく時間を空けないことが採用につながります。

採用の場合

　採用を決定し、書面でその旨を連絡する場合は、採用決定通知書（資料1）を送付します。その際には、初出勤日に持参してもらいたい書類も併せて連絡しましょう（p.89 参照）。

不採用の場合

　不採用の場合もきちんと求職者に連絡をしましょう（資料2）。その際は、

応募し、書類送付や採用試験を受けてくれたことへの御礼などを伝え、不採用通知を受け取った側の心証に配慮した文言を選びましょう。なお、不採用の理由を求職者に説明する必要はありません。

　履歴書などの応募書類を「返却する」と示していた場合は、不採用通知と併せて求職者に返却します。一方、あらかじめ応募書類を「返却しない」

資料1　採用結果の通知例

〇〇年〇月〇日

〇〇〇様

〇〇ステーション
代表　青海　船子

採用決定通知書

拝啓
　このたびは、弊社の求人にご応募いただきましてありがとうございました。
　また、先日はお忙しい中をご足労いただきましたこと、重ねてお礼申し上げます。
　厳正なる選考の結果、貴殿を採用することに決定いたしましたのでご通知申し上げます。

　つきましては、同封の書類をよくお読みいただき、必要事項をご記入の上、入社日にご持参下さいますようお願い申し上げます。
　なお、応募書類は当社にてお預かりさせていただきますのでご了承ください。今後とも宜しくお願い申し上げます。

敬具

雇用開始日	〇〇年〇月〇日
出社日時	〇〇年〇月〇日〇時
出社場所	〇〇
持参していただくもの	筆記用具、印鑑、入社時提出書類（別紙をご覧ください）

何かご不明な点等がございましたら、下記担当者までお問い合わせください。
　　　　　　　　　　　　　　お問い合わせ先：採用担当　〇〇〇〇
　　　　　　　　　　　　　　　　　　　電話番号　〇〇〇〇
　　　　　　　　　　　　　　　　　　　Eメール　〇〇〇〇

○○年○月○日

○○○様

○○ステーション
代表　青海　船子

選考結果のご通知

拝啓
　このたびは弊社の求人にご応募いただきましてありがとうございました。
　慎重に選考を重ねました結果、まことに残念ながら今回についてはご期待に添えない結果となりました。
　お送りいただいた応募書類を同封させていただきますので、ご査収ください。
　末筆ではございますが、貴殿のご活躍とご健勝をお祈り申し上げます。

敬具

と示していた場合は、個人情報の取り扱いに十分注意しながら廃棄します。選考結果を通知する際に書類を廃棄する一文を加えるとよいでしょう。

職員の**モチベーション**を上げる アイデア

　内定辞退をする人の大半は、入職に対する不安が原因です。内定から入社までの期間が長いと、他の船（ステーション）がより魅力的に見えてしまったり、自分のスキルや新しく乗り込もうとする船に対する不安が強くなってしまったりすることがあります。
　内定者には、今いるクルー（職員）が新しい仲間を歓迎していると伝えることが大切です。相談しやすい雰囲気を作り、入職後の手続きや教育体制、業務フローなどを明示すると、よりその不安が軽減できるでしょう。
　採用が決まった時点からなるべく間を置かずに、採用後の流れを分かりやすく説明しておくことが、内定辞退を避けるためにもお勧めです。

6. 入職

　労働契約の締結等の手続きを行い入職となります。管理者として行うことが多くありますので、1つずつ確認していきましょう。

労働条件の明示

　労働条件通知書や雇用契約書で労働条件を明示しましょう（p.10 参照）。

入職時に持参してもらう書類

　人事労務管理上必要な書類（表9）と税金の管理や社会保険・雇用保険加入に必要な書類（表10）をまとめました。これらは採用通知と併せて案内（資料3）をしておき、入職時に忘れずに持参してもらいましょう。

表9　人事労務管理上必要な書類

書類名	対象者	目的・書類の取得方法・注意事項など
労働条件通知書・雇用契約書	全員	・労働条件を明示して取り交わす ・就業規則などを周知する ・契約書は職員用とステーション保管用の2部を準備することが一般的
資格免許証（看護師免許、自動車運転免許証、認定資格、専門資格等）	資格免許等が必要な業務を行う者	・業務等を行うために必要な資格免許を確認する ・不正防止の観点から、免許証の現物を実際に確認した後、コピーを提出してもらうことが望ましい
身元保証書	全員	・職員の故意または重大な過失により生じた損害について、職員本人に弁済能力がない場合、身元保証人が本人に代わって賠償を約束するもの ・身元保証人の賠償責任は、有効期限など範囲は限定される（身元保証に関する法律第2条、第3条、第5条） ・身元保証書を提出してもらうことにより、トラブルの多い者の就職を事前に遠ざける効果も期待できる

誓約書	全員	・秘密保持などステーションが定めたルールを誠実に守り、職員として適切な勤労を提供することなどを誓約してもらうため
個人情報に関する同意書	全員	・看護職は利用者や家族の非常にプライベートな情報を取り扱う業務であることから、個人情報保護に関する注意喚起を行い同意を得るため
通勤手当支給申請書	通勤手当支給対象者	・通勤手当の計算、通勤経路の確認のため。通勤手当の支給について法律の定めはないが、ステーションに規定があれば、それに従い支給する
口座振込依頼書	口座振込を希望する者	・給与振り込み用の口座の届出のため ・記載ミス防止のために、支店名・口座名が分かる銀行通帳のページのコピーの提出を求めてもよい
卒業証明書	学歴確認が必要な者	・新卒など学歴確認が必要な場合
健康診断書	健康診断対象者	・ステーションには職員の雇い入れ時に健康診断を受診させる義務が労働安全衛生法に定められている。ただし、職員が入社3カ月以内に受けた健康診断の結果をステーションに提出したときは、雇い入れ時の健康診断を省略することができる

表 10　税金の管理や社会保険・雇用保険加入に必要な書類

書類名	対象者	カテゴリ	目的・書類の取得方法・注意事項など
住民票記載事項証明書	全員	人事労務管理	・本人確認、現住所 (通勤手当額の根拠、住民税の源泉徴収支払先の確認) など事実確認のため ・事前にステーション所定の様式を本人に渡しそれに証明を受けてもらう方法と、市町村の様式で発行してもらう方法がある ・戸籍謄本や住民票そのものには本籍や家族の情報が記載されているため、個人情報保護の観点から戸籍謄本や住民票そのものの提出は好ましくない
雇用保険被保険者証のコピー	雇用保険加入対象者のうち、以前雇用保険に加入したことがある者	雇用保険	・雇用保険の資格取得に必要な「雇用保険被保険者番号」を確認するため
年金手帳のコピーまたは基礎年金番号通知書のコピー	原則、社会保険（健康保険・厚生年金保険）加入対象者全員	社会保険	・配偶者を扶養している場合は配偶者の分も提出 ・厚生年金の加入手続きに必要な「基礎年金番号」を年金手帳または基礎年金番号通知書で確認するため ・年金手帳を失くしたときは年金事務所に再発行の手続きを行う
健康保険被扶養者（異動）届・添付書類	社会保険（健康保険・厚生年金保険）加入対象者のうち、健康保険の扶養となる親族がいる者	社会保険	・扶養家族の健康保険加入のために、所轄の年金事務所または健康保険組合に提出
国民年金第 3 号被保険者資格取得等届	健康保険の扶養となる親族の中に、配偶者が含まれている者	社会保険	・配偶者を扶養している場合は、健康保険被扶養者（異動）届と併せて、配偶者の国民年金第 3 号被保険者の届け出も同時に行う

給与所得の源泉徴収票（前の会社が発行したもの）	年末調整の対象の者、当年内に再就職した者、前の勤務先で所得税を源泉徴収されていた者	税金	・前職の源泉徴収票は、年末に実施する所得税の年末調整のために必要となる ・当年内に再就職したとき、前職で発行された源泉徴収票を本人から提出してもらう
給与所得者の扶養控除等（異動）申告書	全員	税金	・所得税を算出するための区分の決定などに必要 ・所得税法上の扶養家族がいない場合でも、甲欄（安い税率）で所得税を源泉徴収（給料から天引き）するため「給与所得者の扶養控除等（異動）申告書」の提出は必要 ・「給与所得者の扶養控除等（異動）申告書」を提出しないと、乙欄（高い税率）で所得税が源泉徴収（給料から天引き）され、年末調整も行われないため、パートタイム・アルバイト職員でも必ず提出してもらう
	※ダブルワークをしている場合： 　この申告書は同時に2枚以上提出できないため、ダブルワークなど2カ所以上で勤務している者は、いずれか1つの会社に提出する。「給与所得者の扶養控除等（異動）申告書」を提出した会社では、甲欄（安い税率）で所得税が源泉徴収（給料から天引き）され、年末調整が行われる。提出していない会社では、乙欄（高い税率）で所得税が源泉徴収（給料から天引き）され、年末調整も行われない。そのため、2カ所以上で勤務している者は、確定申告の時期に自分で全ての収入を合算して、確定申告をすることとなる		
マイナンバーカードまたは通知カードのコピー	・雇用保険の加入対象者 ・健康保険・厚生年金の加入対象者 ・配偶者が国民年金第3号被保険者のときは、その配偶者の分	税金 社会保険 雇用保険	・社会保障・税・災害対策における各種手続きにおいて、本人確認とともにマイナンバーの記載が義務付けられた（職員のマイナンバー取得時の注意点参照） ・通知カードの場合は、本人確認の書類（運転免許証やパスポートなど）を併せて提出してもらう

○○年○月○日

○○○様

○○ステーション
代表　青海船子

入社時提出書類のご案内

　弊社入社に際し、以下の書類を○○年○月○日までに担当者○○までご提出願います。

提出書類	備考欄	確認欄
雇用契約書	記載内容をご確認の上、署名捺印ください。 （1部はご本人様用、1部は会社用です）	
資格免許証	資格免許証原本をお持ちください。原本確認後、コピーを取らせていただき、返却いたします。	
身元保証書	必要事項をご記入の上、身元保証人の方が署名捺印ください。	
誓約書	記載内容を確認の上、署名捺印ください。	
個人情報に関する同意書	記載内容を確認の上、署名捺印ください。	
通勤手当支給申請書	通勤に利用する経路と定期代等をご記入ください。	
口座振込依頼書	給与振込口座を希望する銀行口座（本人に限る）をご記入ください。	
住民票記載事項証明書	世帯全員分で、続柄記載のあるものをご提出ください。	
雇用保険被保険者証のコピー	前職等で交付された方のみご提出ください。紛失した場合はお知らせください。	
年金手帳のコピー	配偶者を健康保険の扶養に入れる場合は、配偶者の年金手帳のコピーもご準備ください。	
給与所得者の扶養控除等（異動）申告書	扶養家族がいない場合もご提出ください。	
マイナンバーカードまたは通知カードの写し	通知カードの場合は、運転免許証やパスポートなど写真付きの本人確認書類の添付が必要です。	

　何かご不明な点等がございましたら、下記担当者までお問い合わせください。

お問い合わせ先：採用担当　○○○○
電話番号　○○○○
Eメール　○○○○

マイナンバーの取り扱い

　マイナンバー制度とは、国家が国民 1 人ひとりに番号を割り当て、個人の所得や年金、納税などの情報を 1 つの番号で管理する目的で作られた「共通番号制度」です。12 桁の個人識別番号を「マイナンバー」といいます。

　2016 年 1 月からマイナンバー法が施行され、**社会保障や税、災害対策の手続きにおいて、職員や職員の扶養家族のマイナンバーを取り扱う事務が発生**するようになりました (表 11)。また、デザイナーや士業 (弁護士、税理士、社会保険労務士等) に報酬を支払う場合にも、税の申告手続きでマイナンバー

表 11　マイナンバーを記載する書類の例

分野	記載が求められる場面	届出書類の具体例
社会保障	雇用保険の資格取得や確認、給付時 ハローワークの事務手続き　など	雇用保険被保険者資格取得届 雇用保険被保険者資格喪失届　など ※法人番号は「雇用保険適用事業所設置届」に記載
社会保障	医療保険の請求・給付時 健康保険の資格取得や確認、給付時 厚生年金の資格取得や確認、給付時 福祉サービスの受給申請時 生活保護の受給申請時　など	健康保険・厚生年金保険被保険者資格取得届 健康保険・厚生年金保険被保険者資格喪失届 健康保険被扶養者 (異動) 届　など ※法人番号は「新規適用届」に記載
税務	税務署に提出する確定申告書、届出書、法定調書 都道府県・市町村に提出する申告書、給与支払報告書　など	給与所得者の扶養控除等 (異動) 申告書 従たる給与についての扶養控除等 (異動) 申告書 給与所得者の保険料控除申告書兼給与所得者の配偶者特別控除申告書 退職所得の受給に関する申告書 公的年金等の受給者の扶養親族等申告書　など
災害対策	防災・災害対策に関する事務手続き時 被災者生活再建支援金の給付 被災者台帳の作成事務　　など	

が必要です。マイナンバーの取り扱い上の注意点を確認していきましょう。

　マイナンバーは、法律や条例で定められた社会保障や税、災害対策の手続き以外で利用することはできません。これらを除き、ステーションが職員や利用者などにマイナンバーの提供を求めたり、マイナンバーを含む個人情報を収集し、保管したりすることもできません。ステーションがマイナンバーを収集する対象範囲は下記に限ります。

- 職員とその扶養家族（職員には、取締役や監査役なども含む）
- デザイナーやホームページの運営などを依頼している個人事業主
- 社会保険労務士や税理士など士業の個人経営者
- 株主配当金を出している場合は個人株主
- ステーション名義で借りている寮や社宅の家主が個人の場合、その家主

　利用者や利用者の家族、職員が扶養しない家族は、マイナンバーの取得対象とはなりません。

マイナンバー取得時の注意点

　職員のマイナンバーをステーションが取得するときは、①本人にマイナンバーの利用目的を明示する、②本人確認（番号確認と身元確認）を厳格に行う、③保管・破棄を厳格に行うことが必要です。

①マイナンバーの利用目的の明示

　マイナンバーの利用目的は明示しなければなりません。方法としては、社内イントラネットにおける通知や書類の提示、就業規則への明記などがあります。

②マイナンバー取得時の厳格な本人確認

　マイナンバー取得時は、他人のなりすまし等を防止するため、厳格な本人確認を行います。本人確認のためには、本人から以下のいずれかを提供してもらいます。

- **マイナンバーカード**：マイナンバーカードだけで番号確認と身元確認が可能
- **通知カード**：番号確認は通知カードで、身元確認は官公庁発行の写真付本人確認書類（運転免許証、パスポートなど）で行う

- **マイナンバーの記載された住民票の写し：番号確認はマイナンバー付住民**票で、身元確認は官公庁発行の写真付本人確認書類（運転免許証、パスポートなど）で行う

写真入りの身元書類（運転免許証やパスポートなど）がない場合は、公的医療保険の被保険者証、年金手帳、児童扶養手当証書などのうちから2つ以上の身元書類による確認が必要です。

職員が扶養親族のマイナンバーを記載した書類を提出する場合、職員が扶養親族の本人確認をすることになります。

③マイナンバーの厳格な保管・破棄

マイナンバーは、法律や「特定個人情報の適正な取扱いに関するガイドライン」にて、厳格な保護措置が義務付けられています。マイナンバーを取り扱う担当者を明確にするとともに、職員への周知・教育をしなければなりません。

また、マイナンバーは必要がある場合に限り、保管し続けることができます。必要がある場合とは、継続的に労働契約がある場合や所轄法令によって書類の一定期間保存が義務付けられている場合などです。保管時は、鍵付き引き出しやキャビネットを用意する、パーテーションを設置したり座席配置を工夫し覗き見を防止する、ウイルス対策ソフトウェアを導入しアクセスパスワードを設定するなどの措置を取ります。

マイナンバーが記載された書類の保管が不要になったら、できるだけ速やかに書類を廃棄し、データを削除しましょう。破棄する際はシュレッダーなどを用いて、プライバシーに配慮します。

マイナンバーの取り扱いや漏洩等の対応の詳細については、個人情報保護委員会のウェブサイト「中小企業サポートページ（マイナンバー）」（https://www.ppc.go.jp/legal/chusho/）に掲載されていますので、ご確認ください。

社会保険（健康保険・厚生年金）の加入手続き

健康保険と厚生年金の加入の手続きは年金事務所で行います。提出書類は健康保険と厚生年金がセットになっていますので、同時に手続きが行ええます。

- **手続き期限**：職員が社会保険へ加入する都度、5 日以内に手続き
- **提出書類**：健康保険・厚生年金保険被保険者資格取得届、健康保険被扶養者（異動）届（扶養者の加入手続きを行う場合）、国民年金第 3 号被保険者資格取得届（配偶者の加入手続きを行う場合）

雇用保険の加入手続き

　雇用保険の加入手続きはハローワークで行います。雇用保険被保険者証を紛失した等で、雇用保険番号が不明な場合は、「雇用保険被保険者資格取得届」の備考欄に過去の勤務先名や在籍していた年月日などの情報を記載しておけば、ハローワークで調べて発行してもらうことができます。

- **手続き期限**：職員を雇用した日の翌月 10 日までに手続き
- **提出書類**：雇用保険被保険者資格取得届

　前職との都合等で実際の入職日まで期間が空いてしまう場合には、内定者の気が変わってしまうこともあるかもしれません。内定辞退を防止するためにも、連絡を取ったり、交流の機会を持ったりと、仲間意識を醸成し、就職の意欲を保ってもらうための工夫をすることも大切です。内定者研修を実施するのも一案です（p.65 参照）。

正規職員と非正規職員の違い

　正規職員と非正規職員の違いについて、法律で明確な定めはありませんが、一般的には表 12 のように分けられます。区分によって社会保険等の取り扱いが異なります。

社会保険（健康保険・厚生年金）の加入

- **正職員**：社会保険に加入する義務があります（健康保険は 75 歳未満、厚生年金保険は 70 歳未満）。
- **短時間正職員**：下記の①②を満たせば、所定労働時間の長さにかかわらず社会保険が適用されます。
  ①労働契約や就業規則、賃金規程等に短時間正職員に関わる規程がある
  ②時間当たりの賃金等が正職員と同等
- **非正規職員**：正規職員と比較して、労働時間・労働日数が 4 分の 3 以上

表 12　一般的な正規職員と非正規職員の違い

項目／区分	正規職員		非正規職員	
	正職員	短時間正職員	パートタイム職員	アルバイト
契約期間	定めなし		定めなし／有期契約	
就業時間	ステーションで定める始業・終業時間	フルタイムより短い労働時間や日数	契約によりフルタイムよりも労働時間や労働日数を短く定めていることが多い。フルタイムの場合もあり	
社会保険	適用	一定の要件を満たせば適用		
雇用保険	適用	一定の要件を満たせば適用		
労災保険	適用			

であれば加入します。ただし、次の①〜⑧の方は対象外です。

① 2 カ月以内の期間を定められた臨時雇用者

② 日々雇い入れられる者で 1 カ月以内の者

③ 4 カ月以内の季節的業務に使用される者

④ 6 カ月以内の臨時的事業の事業所に使用される者

⑤ 所在地の一定しない事業に使用される者

⑥ 船員保険の被保険者

⑦ 国民健康保険組合の事業所に使用される者

⑧ 後期高齢者医療の被保険者

　また、職員数が 501 人以上の会社で働いている場合や、職員数が 500 人以下の会社で働いていて、社会保険に加入することについて労使で合意がなされている場合は、下記の①〜④を満たせば加入対象になります。

① 1 週間当たりの決まった労働時間が 20 時間以上であること。この労働時間とはあらかじめ契約で決まった時間であり、残業時間は含めない。

② 1 カ月当たりの決まった賃金が 88,000 円以上であること。この賃金とはあらかじめ決まっている賃金であり、賃金の中に賞与、残業代、通勤手当などは含めない。

③ 雇用期間の見込みが1年以上であること。ただし、雇用期間が1年未満である場合であっても、就業規則や雇用契約書等の書面においてその契約が更新される場合がある旨が明示されている場合は、社会保険の加入対象となる。

④ 学生でないこと。昼間学生は社会保険の加入対象ではないが、夜間、通信、定時制の学生は対象となる。

雇用保険の加入

- **正職員**：雇用保険に加入する義務があります。ただし、役員は原則として雇用保険の適用対象外です。

- **短時間正職員**：週の所定労働時間が20時間以上の職員は適用となります。

- **非正規職員**：次の要件のいずれにも該当する職員は適用となります。

  ① 1週間当たりの所定内労働時間が20時間以上

  ② 31日以上雇用される見込みがある

雇用保険の加入時の注意点

たとえ試用期間中であっても、賃金が払われていれば雇用保険の加入対象になります。

2カ所以上で働いている場合は、主として生計を維持する給与をもらっている方の事業所で加入します。

以前は加入者は65歳未満という年齢制限がありましたが、制度改正によって2017年1月1日より年齢制限がなくなりました。現在は65歳以上の職員も加入の条件を満たせば雇用保険への加入が必要です。

労働関係法とは異なる介護保険の常勤・非常勤の考え方

介護保険の人員基準については、各自治体の条例等で定められています。勤務表に記載する「常勤」や「非常勤」、常勤換算については、各自治体の条例に従って取り扱う必要がありますので、ステーションを管轄する部署にお問い合わせいただくか、自治体の条例等をご確認ください。

例：東京都の常勤の取り扱い

「常勤」扱いの基準となるのは、ステーションにおける所定労働時間（そのステーションで決められているフルタイムの正職員が勤務すべき時間数）です（東京都指定居宅サービス等の事業の人員、設備及び運営の基準に関する条例及び東京都指

定介護予防サービス等の事業の人員、設備及び運営並びに指定介護予防サービス等に係る介護予防のための効果的な支援の方法の基準に関する条例施行要領第二の2 (3))。もし所定労働時間が週32時間を下回る場合は、週32時間が基準となります。

育児短時間制度（3歳に満たない子を育てる職員に適用される短時間制度）が利用できる職員については、ステーションとして制度利用者の処遇に支障がない体制が整っている場合は、例外的にその職員のみ、週30時間勤務で常勤扱いとなります。

ただし、下記の条件をいずれも満たす必要があります。

① 3歳に満たない子を養育する者が対象となること
② 就業規則等において、短時間勤務の制度については、始業および終業の時刻等を記載する必要があること
③ 勤務表の備考欄等において、この特例を適用している職員については、その旨を明示しておくこと

常勤・非常勤の取り扱い例（東京都の場合）

労働契約上、正規職員としての契約であっても、週20時間の勤務が契約条件の場合、介護保険の人員基準上は、「非常勤」となります。

労働契約上、非正規職員の契約（雇用期間が1年間の期限がある等）であっても、週40時間の勤務が契約条件の場合、介護保険の人員基準上は、「常勤」となります。

就業規則で週32時間以上の「短時間正職員」を定めていて、週32時間以上の勤務が契約条件の場合、介護保険の人員基準上は「常勤」となります。

看護師等の常勤換算方法の注意点

ステーションの人員基準は2.5人以上であることが求められます。常勤換算数の算定において、介護保険上の非常勤の職員が有給休暇を取得した時間や出張をした時間は、常勤換算する場合の勤務延べ時間には入りません。一方、常勤職員が有給休暇や出張をした時間は、勤務延べ時間に入れることができます（表13）。

	種別	暦日における算入の仕方
常勤	有給休暇	所定労働時間で算入
	超過勤務	不算入
	公休日の出勤	不算入（1日単位で勤務日を振替、代休を与えた場合は、勤務日の振替の項による）
	勤務日の振替	振替出勤日→所定労働時間で参入　代休日→不算入
非常勤	有給休暇	不算入
	超過勤務	不算入

表13 東京都における看護師等の常勤換算方法（実績の場合）

（東京都福祉保健局：平成30年度集団指導　指定（介護予防）訪問看護. p.27, 2018. より抜粋）

　青海さんは職員に求人活動を強化していくことを話し、職場や訪問看護の魅力について意見を挙げてもらいました。これまでホームページには利用者向けの情報しか掲載していませんでしたが、新たに職員募集のページを設け、職員の意見や写真を掲載し、職場の雰囲気が伝わるように工夫しました。加えてハローワークやナースセンターで求人の手続きをしました。その結果、求人に関する問い合わせが増えました。

　選考の面談中、ある求職者は「以前から訪問看護に興味関心があったものの、不安もあったんです。でもホームページを見て、職場の雰囲気がよさそうと思い、ここなら困ったことがあっても相談でき、安心して看護ができそうなので応募しました」と話してくれました。青海さんは改めて「伝えること」の大切さと効果を感じたのでした。

参考文献

・内閣官房・内閣府・特定個人情報保護委員会・総務省・国税庁・厚生労働省：政府広報いよいよマイナンバー制度が始まります. 2015.

2

退職・解雇

　常勤職員の緑川さんから「夫が転勤することになり、『慣れない土地で不安だから一緒に来てくれ。引っ越しの準備もして欲しいから仕事を辞めてくれ』と言われてしまって。勤務し続けたかったのですが、転居のため早めに仕事を辞めたいと思います」と相談されました。とても有能な職員なので、青海さんはできればもう少し働いて欲しいと思っていますが、そのような希望を言ってよいのか悩んでいます。

退職の種類

　退職とは、職員とステーションの間で締結していた労働契約（雇用関係）を解消することです。労働契約の解消にはいくつか種類があります（図1）。

　「辞職」とは、職員からの一方的な労働契約の解消をいいます。一般的には辞表や退職届を提出する方法を取ります。

　「合意退職」とは、労働契約の解消に当たり、ステーションと職員双方が合意することをいいます。例えば、職員がステーションに退職届を提出して、ステーションが承認し、労働契約の解消の合意が成立する場合です。

　「解雇」とは、ステーション側による一方的な労働契約の解消をいいます。後述しますが、解雇には法律で厳しく規制がかけられています。

いつでも退職できるのか

正職員や短時間正職員など期間の定めがない雇用契約の場合

　職員はいつでも退職の申し出をすることができると民法で規定されています。この場合、原則として退職の申し出後2週間を経過することによっ

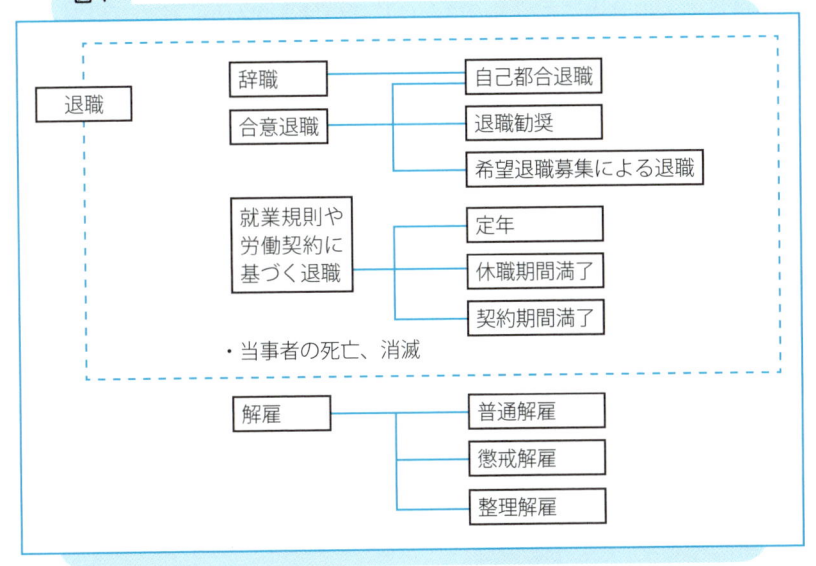

図 1 労働契約の解消の種類

- 退職
  - 辞職 → 自己都合退職
  - 合意退職 → 退職勧奨
    → 希望退職募集による退職
  - 就業規則や労働契約に基づく退職 → 定年
    → 休職期間満了
    → 契約期間満了
  - ・当事者の死亡、消滅
- 解雇
  - 普通解雇
  - 懲戒解雇
  - 整理解雇

て雇用契約は終了とされます（民法第 628 条、労働基準法付則第 137 条）。

　就業規則などで「退職日の 3 カ月前までに退職届などの書面を提出して、ステーションの承認を求める」といった規定を設けているところも見受けられます。しかし、特段の必要性もないのに 1 カ月を超えるような長期の退職に関わる予告期間を設けることは、退職の自由を不当に拘束するものと評価され、その就業規則の規定は無効となります。

パートタイム職員やアルバイトなど期間に定めのある雇用契約の場合

　雇用契約期間中の契約の拘束力は尊重されるべきであることから、原則として期間中は労働契約の解消はできず、「やむを得ない事由」がある場合にのみ、ただちに解消できるとされています。やむを得ない事由とは、賃金の不払い、パワハラなどの職場の問題や、本人や家族の健康状態によるものなどが該当すると考えられます。

退職時のトラブル防止に向けた取り組み

退職は本人の意思によるものでなければいけませんが、その意思表示の手段や方法については、法律等での定めはありません。しかしながら、急な退職の申し出の場合は、引継ぎの不備や退職日の認識違い、返却物が返されていないなどトラブルが生じることがあります。

そのため、退職の申し出や手続きなどについて、入職時の説明やステーションのルールで明確に周知しましょう（表14）。普段からステーション内の情報共有に努めることはもとより、引継ぎが円滑に進むような体制の整備も重要です。退職願のフォーマットをステーションで準備しておいてもよいでしょう（資料4）。

「退職願」が職員から提出された場合は、「退職承諾通知書」を職員に対して交付することで、合意退職が成立したという明確な証になります（資料5）。

ステーションは、利用者やその家族の個人情報などの機密情報を扱っているため、退職後も守秘義務を守ってもらうような働きかけが必要です。退職届と併せて守秘義務に関する誓約書の提出を求めることも、注意喚起と実効性を持たせるための方法です（資料6）。

また、職員と突然連絡が取れなくなった、行方不明となったという場合もあるかもしれません。そのような場合は、本人の退職の意思表示が確認できず、退職の合意形成を図ることができません。就業規則等であらかじめ「職員が行方不明となり1カ月以上連絡が取れない場合は退職とする」というような規定を設けておき、就業規則に従って退職手続きを行えるようにしておけば、その後のトラブルを回避することにもつながります。

退職に関する注意事項

「退職を認めません」とすることはできない

前述の通り、労働者には退職の自由があるため、正職員など期間の定めのない雇用契約の場合は、ステーションの承認を得なくても、民法の定めに従い、退職の意志を表示してから原則2週間が経過した場合は退職することができます。

| 表14 | 退職にかかわる規定例 |

- 正職員が自己の都合で退職する場合、退職を希望する日の1カ月前までに事由を明記した退職願を提出し、ステーションの承認を得なければならない。
- 退職する場合、守秘義務に関する誓約書を提出しなければならない。

| 資料4 | 「退職願」の例 |

退職願

〇〇年〇月〇日

〇〇ステーション
代表　青海船子　殿

〇〇〇〇

　私事、このたび、一身上の都合により、来る〇〇年〇月〇日をもって退職いたしたくここにお願い申し上げます。

以上

| 資料5 | 「退職承諾通知書」の例 |

退職承諾通知書

〇〇年〇月〇日

〇〇〇〇殿

〇〇ステーション
代表　青海船子

　当ステーションは、〇〇年〇月〇日、貴殿から提出された退職願を受理し、本日承認しましたので、通知いたします。

　つきましては、貴殿は、〇〇年〇月〇日をもって退職となりますので、業務の引継ぎ等をよろしくお願い申し上げます。

以上

資料6 「秘密保持に関する誓約書」例

秘密保持に関する誓約書（退職時）

○○ステーション

代表　青海船子　殿

　私は○○年○月○日付けにて貴ステーションを退職いたしますが、貴ステーション営業秘密情報に関して、以下の事項を順守することを誓約いたします。

第1条（秘密保持の確認）

　私は貴ステーションを退職するに当たり、以下に示される貴ステーションの技術上または営業上の情報（以下「秘密情報」という）に関する資料等一切について、原本はもちろん、そのコピーおよび関係資料・記録されている媒体の複製物等を貴ステーションに返還もしくは廃棄し、自ら保有していないことを確認いたします。

　①業務で取り扱う個人情報

　②業務上知り得た情報

　③財務、人事、組織等に関する情報

　④他法人との業務提携および業務取引に関する情報

　⑤その他、貴ステーションが秘密保持対象として取り扱う一切の情報

第2条（秘密の帰属）

　秘密情報は、貴ステーションに帰属することを確認いたします。また秘密情報について私に帰属する一切の権利を貴ステーションに譲渡し、その権利が私に帰属する旨の主張をいたしません。

第3条（退職後の秘密保持の誓約）

　秘密情報については、貴ステーションを退職した後においても、私自身のため、あるいは他の事業者その他の第三者のために開示、漏洩もしくは使用しないことを約束いたします。

第4条（損害賠償）

　前各条項に違反して、貴ステーションの秘密情報を開示、漏洩もしくは使用した場合、法的な責任を負担するものであることを確認し、これにより貴ステーションが被った一切の損害（訴訟関連費用を含む）を賠償することを約束いたします。

　　　　　　　　　　　　　　　　　　　　　年　　　月　　　日

　　　　　　　　　　　　　　　住所

　　　　　　　　　　　　　　　氏名　　　　　　　印

退職日の変更は依頼できる

職員本人の退職希望日に対して、退職日の変更を依頼することはできます。職員が自由意志の下に、その変更依頼に対して合意する（退職日の変更をする）ことに法的な問題はありません。ただし、本人の意思に反して、強制的に退職日を変更させることは強制労働に該当するためできません。

管理者は、退職する本人に業務の引継ぎ等は職員の責任として行うべきであることを説明します。就業規則等であらかじめ「退職する者は、後任者に対して業務の引継ぎを行わなければならない」と明記しておくとよいでしょう。

職員は退職願や退職届を撤回できる

退職願の届出があったときからステーションが退職を承認するまでの期間に、職員から退職願の撤回の希望があった場合は、原則として撤回が可能です。ただし、「○○してくれないと辞めます」というように退職を匂わせて、自分の意図する労働条件に変更させたりするケースもあり、「辞める」「辞めない」でトラブルが発生する場合もあります。どのような経緯や意図を持って退職願の撤回の申し出があったのか、さまざまな事情を踏まえて、管理者は冷静に判断することが必要です。

退職勧奨に応じるかは自由

退職勧奨は、ステーションが退職をして欲しいと思う職員に対し、条件を提示し退職を勧めることです。これに職員が応じるかどうかは自由であり、職員がその勧奨に応じない場合は、退職は成立しません。

「退職願を提出しなければ○○するぞ」などと脅迫したり、本人がそのつもりではないのに、周囲の職員が「○○さんは退職するつもりなんですって」と管理者に伝え、その結果、管理者が本人に対して退職願の提出を求めた場合などの退職の意思表示は無効となります。

問題のある職員への対応

勤務態度や服装等に問題のある職員がいたとしても、すぐに解雇することはできません。適切な手続きを踏むことが必要です。あらかじめ就業規則や雇用契約書等に、どのような時に解雇されるかといった解雇事由を明

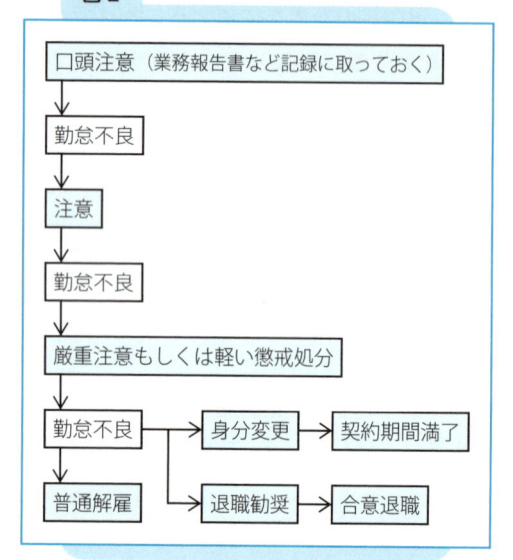

図2 問題のある職員への対応

口頭注意（業務報告書など記録に取っておく）
↓
勤怠不良
↓
注意
↓
勤怠不良
↓
厳重注意もしくは軽い懲戒処分
↓
勤怠不良 → 身分変更 → 契約期間満了
↓
普通解雇 → 退職勧奨 → 合意退職

示する義務があります（労働基準法第15条）。また、職員の解雇は客観的に見て合理的な理由を欠き、社会通念上相当であると認められない場合は、権利を濫用したものとして、無効とされます（労働契約法第16条）。問題行動のある職員に口頭で注意するなど、問題の改善を促しましょう（図2）。解雇や退職勧奨は、何度も注意をしたにも関わらず、一切の改善が見られない場合の最終手段と考えましょう。

解雇の手続きと注意点

雇用契約を終了させることにより、職員の生活に大きな影響を及ぼすことから、解雇には法律によって厳しく規制がかけられています。

解雇は簡単にはできない

労働契約法第16条で「解雇は、客観的に合理的な理由を欠き、社会通念上相当であると認められない場合は、その権利を乱用したものとして無効とする」とされています。管理者の感情に任せた解雇でなく、就業規則に解雇事由が記載されており、その解雇事由に基づいた「根拠のある懲罰」

であることが必要です。

解雇をする場合の手続き

① 解雇予告手続き

　職員を解雇しようとする場合は、少なくとも 30 日前に職員に解雇することを伝えます。30 日とは労働日ではなく、カレンダーの暦日どおりの計算です。有給休暇を取得する場合は、その日数も含めて計算します。

② 30 日以上前に解雇の予告をしない場合

　30 日以上前に解雇予告をしない場合は、平均賃金※の 30 日分以上の「解雇予告手当」を解雇する日に支払う必要があります。

※平均賃金＝（解雇をする日以前の 3 カ月間に支払った通勤手当等を含む賃金の合計額）÷（解雇をする日以前の 3 カ月間の総日数）

解雇ができない対象者

　業務上の傷病による休業期間およびその後 30 日に該当する者、産前産後休業およびその後 30 日間の女性は、解雇することができません。

解雇することを対象者に伝えなくてもよい場合

　下記に該当する場合は、解雇予告や解雇予告手当が不要です。

- 地震や台風等の天災事変やそのほか不可抗力により、事業を続けることが不可能となった場合で、所轄労働基準監督署長の認定を受けたとき。
- 職員の責めに帰すべき事由（窃盗、横領、傷害などの罪を犯したり、賭博をしたり、または入社するために経歴をごまかしていた場合）があり、所轄労働基準監督署長の認定を受けたとき

労働基準監督署による解雇の認定を受けるときの注意点

　労働基準監督署長の認定は、実際に職員に解雇を伝える前に受けておかなければなりません。「解雇予告除外認定申請書」という所定の書類に必要事項を記入して、労働基準監督署に提出します。労働基準監督署から認定が下りるまでに通常 3 週間ほどはかかりますので、解雇を伝える時期を考えながら、解雇の認定申請手続を進める必要があります。

社会保険（健康保険・厚生年金）の資格喪失手続き

　職員が退職または死亡した場合等、健康保険および厚生年金保険の資格

を喪失する者が生じた場合、年金事務所でそれぞれの喪失の手続きを行います。提出書類が健康保険と厚生年金がセットになっていますので、同時に手続きが行えます。被保険者が資格を喪失する日は、原則、その事実があった日の翌日となります。例えば、3月31日付けで退職した場合、資格喪失日は4月1日となります。

- **手続き期限**：事実発生から、5日以内に手続き
- **提出書類**：健康保険被保険者資格取喪失届、厚生年金被保険者資格喪失届（日本年金機構のウェブサイト（https://www.nenkin.go.jp/service/kounen/jigyosho-hiho/hihokensha1/20150407-02.html）よりダウンロード可能）

雇用保険の資格喪失手続き

雇用保険の資格喪失手続きはハローワークで行います。

- **手続き期限**：退職した翌日から10日以内に手続き
- **提出書類**：雇用保険被保険者喪失届、雇用保険被保険者離職証明書（退職者が希望する場合、離職票　※退職日までに必要かどうか確認しておきましょう）

雇用保険被保険者離職証明書（離職票）は退職者が失業手当を貰うときに必要な書類です。59歳以上の被保険者が退職する場合には、本人の交付希望の有無によらず、離職票を交付しなければなりません。

職員が退職したときの手続き

ステーションが貸与していたものは、退職者から確実に回収できるように、あらかじめ就業規則に「退職する者は、ステーションが指定する期日（指定がない場合は当該ステーションにおける最終勤務日）までにステーションに返還すべき物品および書類を返還しなければならない」と明記したり、「返却物リスト」を作り内容を明らかにするとよいでしょう。また後日、退職者に送付するものがあるため、退職後の連絡先についても確認しましょう。

退職者から回収するもの

- **本人および扶養の親族分の健康保険被保険者証**（紛失した等で回収できない場合は、年金事務所に「健康保険被保険者証回収不能・紛失届」を提出）

- ステーションの貸与物（名刺、携帯電話、ステーションの資料、事務用品、ユニフォームなど）

後日退職者に渡すもの

- 退職証明書（職員が希望する場合）
- 源泉徴収票（退職日から1カ月以内に送付）
- 雇用保険資格喪失証
- 雇用保険被保険者離職証明書（職員が希望する場合）

　退職後は、連絡が取りづらくなることも予想されます。在籍している間に、回収物や連絡先・連絡方法などについて、きちんと確認しておきましょう。

　青海さんは「退職なんて困ります」と言いたくなる気持ちをぐっと抑えながら、緑川さんの手を握り「あなたの家族を支えたいという気持ちを支持したいと思います。今までありがとうございました。これまでも緑川さんの働きにとても助けられてきたのですが、退職日までもう少し力を貸してください。緑川さんが不在になっても、残った職員や利用者さんが困らないよう、引継ぎなど一緒に力を入れて実施してくれませんか」と話しました。緑川さんも「家族と相談して、無理のない範囲で、最後までこのステーション職員として頑張ります！」と答えてくれました。

Q 利用者からある特定の職員を「辞めさせろ」と言われました。どのように対応すべきでしょうか。

A 利用者の「辞めさせろ」という発言を理由に当該職員を辞めさせる必要はありません。職員の人事権はあくまでもステーションにあります。管理者は、利用者が「辞めさせろ」と言った理由を確認し、ステーションの就業規則に則って対応することを利用者に説明します。場合によっては、その利用者の訪問担当から外すことを検討します。また、職員の教育・指導や精神的なフォローなどの対応をしましょう。

Q 退職金はどのように設定したらよいのでしょうか。

A 退職金の取り扱いは法律で義務付けられていませんので、ステーションごとに定める制度です。就業規則で定めていなければ、退職金を支払わなくても違法にはなりません。退職金の支払いには、原資をステーション内で留保して準備しておく方法のほか、「中小企業退職金共済制度（中退共制度）」という中小企業のための国の退職金制度や、民間の生命保険会社の生命保険を使って準備するなど、さまざまな方法があります。

Q 退職した職員が近隣にステーションを立ち上げたり、自ステーションの利用者にまで営業することを予防しておきたいと思います。何か対応策はありますか。

A 就業規則にあらかじめ競業避止義務を定めておくことをお勧めします。退職時には再度、競業避止義務について説明しましょう。競業避止義務とは、勤務するステーションと競合するステーションに就職したり、自ら設立したりするといった競業行為を行ってはならないという義務を指します。就業規則に競業避止義務を定める場合には、「職員は、在職中および退職後1年間、当ステーションが存する同一市町村区内および隣接する市町村区において訪問看護を業とする事業を行うこと、および、同事業を行う法人の出資者、従業員、取締役または顧問等になることはできない。ただし、当ステーションが、書面により承認した場合はこの限りではない」などと明記するとよいでしょう。

職員のモチベーションを上げるアイデア

　退職の理由はさまざまです。実は、その退職理由にも、職員が定着しやすい職場づくりのヒントが詰まっています。

　退職の申し出があった際には理由を確認すると思いますが、プライベートな理由だけでなく、職場に関する不満や悩みはないか、尋ねてみましょう。職場環境や労働条件が退職の原因になっているのなら、「少しでもあなたが働き続けられる方法を考えて、具体的に対策を取っていきたい」と職員に伝え、調整を図ってみましょう。

　退職の原因が職場にある場合、なかなか本音を打ち明けられないかもしれません。その時は、「今は言いづらくても大切な仲間の貴重な意見が聞きたいから」として、一緒に働いてくれた労をねぎらうメッセージを書いたカードとともに、アンケートを切手つきの返信用封筒と一緒に渡すことも一案です。この職場アンケートは、在籍する職員に対しても定期的に行うことをお勧めしています。

　働きやすさに関する項目（例：職場の雰囲気や労働時間や休日に関する納得感、教育体制の満足度など）を選択肢で、ステーションのよいところや強み、魅力、課題、改善点、改善に向けたアイデア、雇用に関する意見を自由記述で、職員の率直な意見を集める工夫をすることも、ステーションの職場環境を改善するヒントになります。

3

目標管理制度と評価

> 青海さんのステーションでは、これまで年度初めに年間目標を立て
> てきましたが、日頃は業務に追われ、なかなかステーションの目標を
> 意識した取り組みを実施することができませんでした。新入職員から
> 個人目標を設定してもらった方が動きやすいとも言われました。そこ
> で青海さんは、目標管理制度や評価制度を導入することにしました。

　職員が生き生き働くステーション。そのような職場は、経営理念や基本
方針を明確にし、ステーションとしての年間目標を立て、目標達成への具
体策において職員の役割を設定したり、職員の成長を促すような仕組み（目
標管理制度）を導入しています。

　ステーションにはさまざまな波が押し寄せます。診療報酬や介護報酬の
改定の波、近場に別のステーションが開設されるといった労働市場の波。
その変化の中で、管理者はどのように自分たちのステーションを運営して
いくのかを常に考えていく必要があります。目標管理制度や評価制度を利
用して、活気のある職場づくりをしていきましょう。

職員のやる気を上げる目標管理制度や評価制度導入のプロセス

　職員のやる気を上げる目標管理制度や評価制度導入のプロセスは図3の
通りです。**まずはステーションの経営理念や基本方針を明確にし、それから行
動理念や事業計画に則った個人の目標管理や評価を進めていけばよいのです。**

　それぞれの項目について説明していきましょう。

① 「経営理念」を作成する（図4）

　「経営理念」とは、ステーションが何のために存在するのか、存在意義や使命

図3	目標管理制度や評価制度導入のプロセス

① （ステーションの）「経営理念」を確認する
② （ステーションの）「基本方針」を確認する
③ （ステーションの経営理念・基本方針を実践するための）「行動理念」を作成する
④ 「ビジョン」を作成する
⑤ 「事業計画」を作成、確認する
⑥ （ステーションの事業計画に沿った個人の）「目標管理」を設定する

図4	「経営理念」の例

経営理念
専門知識を生かして地域に住むケアを必要とする方々の自律した生活を
支援すると同時に、職員の幸せを実現します

を示したものです。まだ経営理念を決定していない、もしくは変えたいというのであれば、ステーションの経営を通じて実現したい夢、一緒に働く仲間と共有したい価値観、地域や利用者に発信したいメッセージといった視点から検討するとよいでしょう。

既に経営理念は決定しているというステーションであっても、それを全職員が知らなければ意味がありません。逐一確認しなければ分からないという状態になっていないか見直しましょう。

経営理念は、ステーションのパンフレットやホームページに掲載したり、額縁に入れて玄関に飾ったり、毎朝唱和したりするなどして、日々の業務がその経営理念に沿ったものであることを全職員が意識できるようにします。それが、その後の方針決定や計画に反映されるのです。

② 「基本方針」を作成する（図5）
「基本方針」とは、経営理念を実現するためのステーションの基本的な姿勢・考え方です。次に挙げる5つの視点に基づいて検討すると、ステーションの姿勢が明確になります。
● 顧客：経営理念を実現するための利用者とその家族に対するステーショ

図5 「基本方針」の例

> **基本方針**
> 【顧客】ご利用者様・ご家族様に誠実に対応します
> 【サービス】アセスメントに基づいた質の高い適切なケアを提供します
> 【職員】働きやすい職場づくりとチームワークを大切にします
> 【ステーション】地道で着実・継続的な経営活動をします
> 【地域】地域に愛されるステーションになります

ンの思考や行動

- **サービス**：経営理念を実現するためのサービスに関するステーションの思考や行動
- **職員**：経営理念を実現するための職員に対するステーションの思考や行動
- **ステーション**：経営理念を実現するためのステーション・組織に関する思考や行動
- **地域**：経営理念を実現するための社会や地域に対する思考や行動

③ 「行動理念」を作成する

「行動理念」とは、**経営理念の実現に向けて基本方針を実践するために、職員にどのような行動を求めていくのかを明確にしたもの**です。

職員ごとに経験や看護観が異なることによって、看護の方法や目的がバラバラで、まとまりのないチームになってしまうことがあります。そのような事態を防ぐために経営理念や基本方針を共有することが重要です。職員同士で話し合った上で行動理念を決めるのがよいでしょう。

④ 「ビジョン」を作成する

「ビジョン」とは、**数年後のステーションの姿**です。「○年後にステーションがどのような姿になっているか」など、未来の姿を定量的・定性的に設定します。

例えば、「利用者数、○人達成」「収益率○％⇒○％」「利用者の満足度○％⇒○％」「クレーム年間○件⇒○件」「職員数○人⇒○人」「職員の職場満足

度○%⇒○%」「連続取得休暇○日⇒○日」「残業時間月間○時間⇒○時間」
などです。

⑤「事業計画」を立案（資料 7）

「事業計画」とは、事業の概要や内容、経営方針、事業をどのように進めてい
くのか、資金計画、人員計画などの見通しをまとめたものです。

事業計画では、売上や利益、人件費を含む経費などについて会計士や税
理士とともに立案し、それを基に実現可能な経営計画や設備投資計画、人
員計画を策定します。金融機関に融資の申し込みをする際などにも活用で
きるでしょう。

経営に関わる管理者は事業計画を熟知しているかもしれませんが、職員
まで周知・浸透させているステーションは案外少ないかもしれません。し
かしながら、ステーションの事業計画を共有することで、チームや個人の

資料 7　事業計画シート

【目指す将来像】												

【○年度の目標】						【取り組むべき課題と解決の方向性】						
【現状・背景】												
【課題に取り組むメンバーや進行管理】												

取り組み事項	4月	5月	6月	7月	8月	9月	10月	11月	12月	1月	2月	3月	取り組みの実施状況および結果

目標設定が明確になります。したがって、目標を達成するためのプロセスをチームで検討したり、事業計画を意識しながら業務を回すことができるなどのメリットが生まれます。

⑥ 個人の「目標管理」を設定する

④ビジョンで、ステーションの課題と望ましい将来の姿を打ち出し、⑤事業計画ではその望ましい将来像に近づくために必要な対策を明確にします。すると同時に、ステーションのビジョンを達成するために職員はどのような考えや行動が求められるのかも明確になるため、その考えや行動を評価すべく「目標管理」を行います。

ステーションの事業計画を明らかにしてから個人目標を立てるというプロセスを経ることが大切です。なぜならば、職場における個人目標というのは、"個人の関心に基づいた"目標ではなく、あくまでも"ステーションの経営理念や基本方針に則り事業計画に沿った"目標を立てる、ということが大前提にあるためです。

目標管理・評価シートはコミュニケーションツール

前述の理由から、個人の目標管理・評価シートにも「ステーション目標」を記載する欄を設けます。「ステーション目標」を意識した個人目線での目標や期待される役割を明記すること、その結果について評価する欄を設けることで、労働契約を結んでいるステーションの職員として果たすべき役割を認識してもらうことができます。さらに、その**職員がどのような意識を持って職務に臨んでいるのかを評価者が知るコミュニケーションツールともなる**のです。

組織の規模を問わず、**重要なのは職員と管理者が戦略的にコミュニケーションを図ること**です。職員がどのようにステーション目標を捉え、役割を認識しているのかを知り、場合によっては、ステーションが期待する役割を明確に伝える機会ともなります。

資料8の目標管理・評価シートは細目までは記載していないタイプで、大まかに目標管理をしたい時などに利用します。一方、資料9の目標管理・評価シートは細かく目標管理ができるタイプです。職員の役割によって内

ステーション目標				
個人目標 （できるだけステーション目標を意識して設定）		結果（結果についての原因 分析・今後の課題など）	得点	
			本人	評価者
前期	目標（今期、特に意識して取り組むこと）			
	期待される結果（目標が達成された時の状況をできるだけ具体的に書いてください）			
後期	目標（今期、特に意識して取り組むこと）			
	期待される結果（目標が達成された時の状況をできるだけ具体的に書いてください）			

容を改変することで、ステーションとして望ましい行動や求める役割を示しながら、目標管理だけでなく評価シートとして利用することができます。

　いずれにも共通する点は、ステーションの目標、自己評価、他者評価を記載する欄があることです。評価者のみの評価とせず、自己評価を記載してもらうことで、その職員がどのような捉え方・認識をしているのかを知ることができます。

新入職員の OJT に使用できる評価シート

　新入看護職員の OJT に使用できる評価シートは、さまざまあります。例えば東京都福祉保健局は「訪問看護 OJT マニュアル」と併せて「評価シート」を東京都福祉保健局のウェブサイト（http://www.fukushihoken.metro.tokyo.jp/kourei/hoken/houkan/ojtmanyual.html）で公表しています。このシートは、訪問看護師としての基礎的能力や求められる能力を把握し、その能力獲得に向けて取り組む際にも活用できます。

区分	評価要素	評価の着眼点	本人	評価者
A	①前期のステーション目標	前期テーマ転記		
		前期のステーション目標に対する個人計画は達成できたか		
	②前期の課題	前期テーマ転記		
		前期の課題に対する取り組みや改善度合い		
	③前期の個人目標	前期テーマ転記		
		前期の個人目標に対する計画は達成できたか		
B	経営理念に基づいた取り組み	1人ひとりの尊厳を大切にした支援や取り組みができたか		
		常に利用者本位を意識したサービス実践に取り組んだか　…等		
	規律性	就業規則（職場のルール）を厳守したか		
		個人情報等の取り扱いに際し守秘義務を厳守したか　…等		
	責任性	担当業務や係等を責任を持って遂行したか		
		提出物や約束事等の期限・期日を厳守したか　…等		
	協調性・連携	職場の一員として自分の役割を自覚し、チームワーク・チームケアに努めたか		
		同僚や上司を批判する言動や反抗的な態度はなかったか　…等		
	積極性	利用者本位を意識した活動・提案を行ったか		
		危険・事故（ヒヤリ・ハット）防止に意欲的に取り組んだか　…等		
C	自己啓発・自己管理	自己知覚（強み・弱みの把握）ができているか		
		業務上必要なスキル（技術・技能）の習得に努めたか　…等		
	専門性・能力	職能に対する自己評価		
		現在のステージに求められる知識・技術を備え、実践に活かせるか　…等		

自己評価（A～C区分）を終えての総合的感想（具体的成果や反省点）

自己評価・総合的感想を踏まえた今期取り組む個人計画

テーマ	
計画	

今期のステーション目標（テーマ）に対しての取り組み計画

テーマ	
計画	

※面接時　上司から課題・要望を受けた今後の取り組み計画（異動等の希望があれば記述）

テーマ	
計画	

処遇への活用

　人事評価を処遇に反映させるか否かについては法律で定められていませんが、賞与などの査定に利用することもできます。

　処遇には、①賞与額②昇給・降給③役職の決定④配置・異動等があります。これらについて、**公正で適切な評価をすること、評価を受ける人の納得が得られるものであることが重要**です。場合によっては、降給や役職が低くなるなど職員にとって不利益が伴う処遇となり得る可能性もありますので、**目標管理制度や評価制度と処遇を連動させる場合には、あらかじめ就業規則に盛り込んで周知してから運用することが望ましい**でしょう。問題があった特定の職員の賞与を、査定の理由を合理的に説明できないまま、他の職員よりも特に低額とするときは、不当な賞与減額とみなされますので注意して下さい。

> 　青海さんのステーションでは、残業時間が長い職員が多かったため、話し合いによりステーションの年間目標を「残業時間の削減」と決めました。そして今月の目標は「職員で協力し合い、全職員の合計残業時間を〇時間削減する」としました。目標値を明確にすることで、各職員の目標も「隙間時間に記録をして、効率化を図る」「業務改善のアイデアを月〇個出す」などといったステーションの目標に基づいた具体的なものになりました。その結果、職員同士が声を掛けあって残務を分担しあったり、業務改善の提案がされるようになり、職場が活性化されてきました。

　目標管理制度のポイントは、簡単すぎず難しすぎない目標を具体的に設定することです。到達目標が高すぎると達成が難しく、モチベーションが低下する要因になります。また、「〇〇を頑張る」というように目標が漠然としていると、達成ができたのか評価が難しくなります。

　そこで、目標を設定するときは「通常の業務方法では達成することは難しいけれど、少し創意工夫を行えば達成できる」ことを意識しましょう。客観的な評価がしやすい「〇〇回」「〇〇分、〇〇時間、〇日」「〇〇件」というような数値を定めることも心がけたいポイントです。

　例えば、ステーション全体の目標を「働きやすい職場づくりプロジェクト：全職員の残業時間を月〇時間減らす」と設定します。それを受けた個人目標は「ステーションが利用するフォーマット（個人の書式、シフト表、ホワイトボード、レイアウトなど）に関して、改善アイデアを5点考え、会議で提案する」と具体的に設定します。評価しやすいよう、ビフォーアフターの比較写真を撮っておくこともお勧めします。

　ステーション全体の目標を「純利益を月〇円増やす」と設定した場合は、個人目標は「月〇件以上訪問に行く」「顧客や取引先の信頼に繋がるようなアイデアを月〇件考え、提案する」「コストダウンになるアイデアを月〇件考え、実践する」なども考えられるでしょう。

　このように職場全体の目標に対して、個人が考えうる具体的な目標を設定するとよいと思います。

　職員に対する報酬は賃金や賞与だけではありません。賃金や賞与は金銭的報酬と呼ばれますが、非金銭的報酬である評価、承認、職場の好ましい雰囲気、褒めることも報酬であり、職員のモチベーションが上がる工夫です。自分たちの船の目標をクルー全員で共有し、その船の目標に沿ってクルーが果たすべき目標を考えて、共に成長し合える、活気がある船をつくっていきましょう。

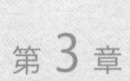

第 3 章

労働安全衛生

1

ハラスメント予防

先日入職した黒山さん。前職の離職理由を聞くと「パワハラがあり、人間関係がぎくしゃくしていづらくなってしまいました」と言います。青海さんは改めて、この職場ではハラスメントを予防し、円滑な人間関係を築いていけるように努めたいと思いました。

ハラスメントとは

ハラスメントとは嫌がらせ、いじめのことで、**本人の意図とは関係なく、他者に対する発言・行動等によって相手を不快にさせたり、尊厳を傷つけたり、不利益を与えたり、脅威を与えること**を指します。ハラスメントは、れっきとした人権侵害です。

人間関係がぎくしゃくして職員間のコミュニケーションに支障が出ると、情報の伝達漏れや齟齬が発生しやすくなります。医療安全や良質な看護提供に悪影響を与える上、働きやすい職場環境を阻害する大きな素因になりますので、組織としてハラスメントを予防する取り組みが必要です。

退職理由としてハラスメントから派生した人間関係の悪化によるものが挙げられることも少なくありません。一方、職員が長く働き続けている職場は、良好な人間関係やお互いを高め合える職場環境をつくるための仕掛けや取り組みをしているところも多いのです。

職場におけるハラスメントの防止措置

職場におけるハラスメントの防止措置が法律で義務づけられているのは、セクシュアルハラスメントとマタニティハラスメントについてです。パワーハラ

スメントについては社会的に注目されており、厚生労働省の諮問機関・労働政策審議会の分科会で議論が進められ、今後、法律で防止措置が義務付けられる方向です（2019 年 2 月現在）。

ハラスメントに対する関心の高まりから、さまざまな「○○ハラスメント」という言葉が見受けられます。法律で明確に防止体制の構築が義務付けられているセクシュアルハラスメント、妊娠・出産・育児休業・介護休業等に関するハラスメントや、今後対応が義務付けられることが予想されるパワーハラスメントについては、職場の方針として「職員のハラスメント行為を許さない」ということを明確にして、予防に努めましょう。

ハラスメントの訴えを放置した、相談窓口の対応が不適切だった、ハラスメントの被害を訴えた職員に対してステーションが報復的処分（解雇や降格、減給等）を行うことは当然、不適切な対応です。下記を参考に対策を進めていきましょう。

セクシュアルハラスメント

職場における**セクシュアルハラスメント（通称セクハラ）とは**、職場において、**職員の意に反する性的な言動がなされ、それを拒否したり抵抗したりすることによって解雇、降格、減給などの不利益を受けることや、性的な言動により職場の環境が不快なものとなったため、職員の能力の発揮に重大な悪影響が生じることを指します。**また、LGBT とよばれる性的指向（人の恋愛・性愛がいずれの性別を対象とするかを表すもの）や性自認（性別に関する自己意識のこと）（表 1）をからかいやいじめの対象とすることもセクシュアルハラスメントに該当します。

男女雇用機会均等法第 11 条において、職場で防止体制を築くことや、ハラスメントが生じた場合は迅速かつ適切に対応することが義務付けられています。

セクシュアルハラスメントの判断基準

厚生労働省は「平均的な労働者の感じ方」を判断基準としています。表 2 に挙げた言動はセクシュアルハラスメントに当たる可能性があります。

表 1　LGBT の用語解説

性的指向	L　Lesbian レズビアン	女性の同性愛者 （心の性が女性で恋愛対象も女性）
	G　Gay ゲイ	男性の同性愛者 （心の性が男性で恋愛対象も男性）
	B　Bisexual バイセクシュアル	両性愛者 （恋愛対象が女性にも男性にも向いている）
性自認	T　Transgender トランスジェンダー	「身体の性」は男性でも「心の性」は女性というように、「身体の性」と「心の性」が一致しないため「身体の性」に違和感を持つ人

（法務省人権擁護局：多様な性について考えよう！（http://www.moj.go.jp/JINKEN/LGBT/index.html）を基に作成）

表 2　セクシュアルハラスメントに当たる可能性がある言動

		職場内外で起こるもの
性的な内容の発言	性的な関心、欲求に基づくもの	・スリーサイズを聞くなど身体的特徴を話題にすること ・聞くに耐えない卑猥な冗談を交わすこと ・体調が悪そうな女性に「今日は生理日か」「もう更年期か」などとからかいながら言うこと ・性的な経験や性生活について質問すること ・性的なうわさを立てたり、性的なからかいの対象とすること
	性別により差別しようとする意識等に基づくもの	・「男のくせに根性がない」「女には仕事を任せられない」「女性は職場の花でありさえすればいい」などと発言すること ・「男の子、女の子」「僕、坊や、お嬢さん」「おじさん、おばさん」などと人格を認めないような呼び方をすること
	性的指向や性自認により差別しようとする意識等に基づくもの	・「ホモ」「オカマ」などと人格を認めない呼び方をすることや嫌悪感を表すこと ・「男らしくない」「女らしくない」などとからかうこと ・「どこかおかしいのでは」「問題があるのでは」「気持ち悪い」などとうわさ話をすること ・本人の了承なく、その人の性的指向や性自認について暴露すること
性的な行動	性的な関心、欲求に基づくもの	・ヌードポスター等を職場に貼ること ・雑誌等の卑猥な写真・記事等をわざと見せたり、読んだりすること ・身体を執拗に眺め回すこと

性的な行動		・食事やデートにしつこく誘うこと ・性的な内容の電話をかけたり、性的な内容の手紙・Eメールを送ること ・身体に不必要に接触すること ・浴室や更衣室等をのぞき見すること
	性別により差別しようとする意識等に基づくもの	・女性であるというだけで、職場でお茶くみ、掃除、私用等を強要すること
主に職場外において起こるもの		
性的な行動	性的な関心、欲求に基づくもの	・性的な関係を強要すること
	性別により差別しようとする意識等に基づくもの	・カラオケでのデュエットを強要すること ・酒席で、上司の側に座席を指定したり、お酌やチークダンス等を強要すること

（厚生労働省：職場におけるセクシュアルハラスメント対策や妊娠・出産・育児休業・介護休業等に関するハラスメント対策は事業主の義務です!! 2018. および法務省人権擁護局：多様な性について考えよう！（http://www.moj.go.jp/JINKEN/LGBT/index.html）を基に作成）

LGBT については、男女雇用機会均等法だけでなく、いじめ防止対策推進法に対応が盛り込まれています。性的指向または性自認に関する差別をしないように、職場で防止策を講じましょう。

妊娠・出産・育児休業・介護休業に関するハラスメント

　男女雇用機会均等法第 9 条や育児・介護休業法第 10 条では、**妊娠・出産、育児や介護と仕事の両立支援制度の利用等を理由として職業上の不利益を与えること**（解雇、契約を更新しない、パートタイム職員への転換、仕事をさせないなどの就業環境を害する行為等）**を禁止しています。** さらに、男女雇用機会均等法第 11 条や育児・介護休業法において、職場で防止体制を築くことや、ハラスメントが生じた場合は迅速かつ適切に対応することが義務付けられています。そもそも、育児・介護休業法では、育児や介護と仕事の両立の権利が認められています。

　女性・男性を問わず子どもを持つ職員に対して、育児と仕事の両立支援制度（育児休業、短時間勤務、子の看護休暇、時間外労働や深夜業の免除等）の申し

出や取得を契機に、精神的・肉体的な苦痛や、職業上の不利益を与えることは、ハラスメントに該当します。女性が妊娠・出産をしたことに関連したハラスメントをマタニティハラスメント（通称マタハラ）、育児参加を希望する男性へのハラスメントはパタニティハラスメント（通称パタハラ）といいます。

　介護についても、介護と仕事の両立支援制度（介護休業、介護休暇、時間外労働や深夜業の免除等）がありますが、これらの対応についても同様です。

パワーハラスメント

　パワーハラスメント（通称パワハラ）とは、同じ職場で働く職員に対して、職務上の地位など職場内の優位性を背景に、業務の適正な範囲を超えて、精神的・身体的苦痛を与えることや、職場環境を悪化させる行為を指します。上司から部下だけでなく、同僚間、部下から上司に対して行われるものもあります。

パワーハラスメントの行為類型

　厚生労働省の「職場のいじめ・嫌がらせ問題に関する円卓会議ワーキング・グループ」がパワーハラスメントの具体的な行為類型を示しています（表3）。労働基準監督署は、問題となった事案の内容や言動が「業務の適正な範囲」を超えたか否かという基準や、裁判例、具体的な行為類型に基づき判断します。表3に挙げた言動は、パワーハラスメントに当たる可能性があります。職場で周知し、禁止するなど防止策を講じましょう。

ハラスメントの予防策

　ハラスメントを予防する方法としては、**ステーションとしてハラスメントを起こさせない、許さない姿勢であることを職員に対して定期的に伝えることが有効です。**看護は利用者の生活や生命に関わる業務のため、つい声を荒げて指導や教育を行う場面もあるかと思いますが、**業務上の適正な範囲で行われている指示や注意・指導についてはパワーハラスメントに該当しません。**指導する立場の人の中には、ハラスメントにならないようにと過度に萎縮してしまい、必要な指導や教育を控えてしまう様子も見受けられます。ス

表3	パワーハラスメントの行為類型と具体例	
身体的な攻撃	暴行・傷害	・頭を小突く　・胸ぐらをつかむ ・髪を引っ張る
精神的な攻撃	脅迫・名誉棄損・ 侮辱・ひどい暴言	・人前で大声で叱責する　・「クビだ」と脅かす ・「バカ」「月給泥棒」など、人格を否定する ような言葉で叱責する
人間関係から の切り離し	隔離・仲間外し・ 無視	・挨拶をしても無視する。会話をしない ・必要な情報や指示を与えない ・部署全体の食事会や飲み会に誘わない
過大な要求	業務上明らかに不 要なことや遂行不 可能なことの強 制、仕事の妨害	・明らかに達成不可能なノルマを課す ・一人では無理だと分かっている仕事を強要 する ・就業間際に過大な仕事を毎回押し付ける
過少な要求	業務上の合理性が なく、能力や経験 とかけ離れた程度 の低い仕事を命じ ることや仕事を与 えないこと	・毎日のように草むしりや倉庫整理をさせる ・コピーなどの単純作業しか与えない
個の侵害	私的なことに過度 に立ち入ること	・個人の宗教・信条について公表し批判する ・しつこく結婚を推奨する

（厚生労働省：職場のいじめ・嫌がらせ問題に関する円卓会議ワーキング・グループ報告. を基に作成）

テーションの就業規則にハラスメントの禁止条項を追加するだけでなく、一般的にどのような言動がハラスメントに該当するのかを例示して、職員間で共通認識を図ったり、適正な指導を行うにはどのようにすればよいのかをカンファレンスなどで職員と一緒に話し合ったりするとよいでしょう。

　職員がハラスメントについて学習する機会を設けるタイミングとしては、学生実習の受け入れ前や新入職員の入職前、ハラスメントに発展する

ような兆候が見受けられたとき、他のステーションでハラスメントの問題を聞いたとき、ストレスチェックテストや定期健康診断の前後などメンタルヘルスや職員自身の健康に関心が向く時期、ハラスメントに関連した法改正があったとき、などがあります。ハラスメントの相談窓口や相談方法などについてもあらかじめ決めておきましょう。

　法律や裁判例は社会のルールを示したものですから、それらがハラスメントと位置付ける言動を理解することで、自信を持ってハラスメントに対応できます。職員間だけでなく、利用者やその家族、外部の関係者からハラスメントの被害を受けたとき、逆に職員が利用者などからハラスメントと疑われた行為について、それが適正か否かの判断にも役立ちます。

ハラスメント対応時の重要事項

　管理者が職員からハラスメントに関する相談を受けた際には、初期対応が非常に重要です（図1）。

　ハラスメントと認められる事案が発生した場合は、決して「自分たちの問題でしょ、自分たちで解決して」と突き放したり、「あなたが悪い」とハラスメントの加害者や被害者の人格を否定してはいけません。あくまでも"ステーションの職員としてふさわしくない言動をした"ことに着目して、職員としての規範に則った行動をするように指導しましょう。

　「覆水盆に返らず」です。起きたことは取り消すことはできません。管理者はまず、ハラスメントの被害者が何を求めているのか（管理者に訴えを聞いて欲しいだけなのか、管理者から相手に注意してほしいのか、相手から謝罪を求めているのか、ステーションの就業規則に沿った処分をしてほしいのか等）を丁寧に確認しましょう。その意向に添いつつ、職員間の関係改善のためにリーダーシップを発揮し、職員のチームワーク再構築を援助していくことが大事です。

ハラスメント対策は日頃から

　日々の業務が忙しいと、職員はハラスメントを受けたり、見つけた場合でも相談するタイミングをなかなかつくれないかもしれません。管理者も

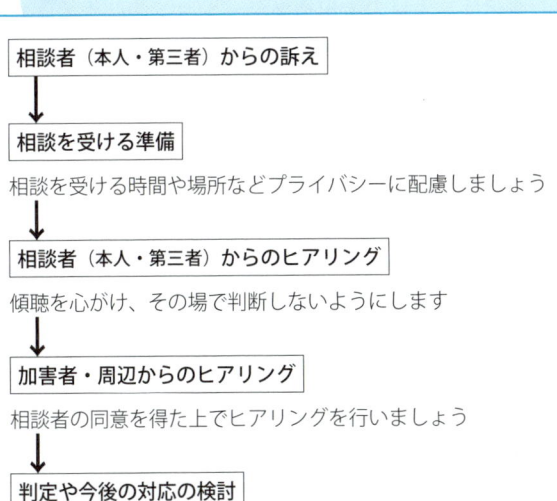

図1 ハラスメント発生時の初期対応

相談者（本人・第三者）からの訴え

↓

相談を受ける準備

相談を受ける時間や場所などプライバシーに配慮しましょう

↓

相談者（本人・第三者）からのヒアリング

傾聴を心がけ、その場で判断しないようにします

↓

加害者・周辺からのヒアリング

相談者の同意を得た上でヒアリングを行いましょう

↓

判定や今後の対応の検討

事実関係を確認した上で、ハラスメントの有無を判定します。ただし、管理者の独断ではなく、就業規則などステーションのルールを踏まえて判断し、今後の対応を検討しましょう

↓

対応

ハラスメントを受けた者の意向やステーションのルールに従い、説明、注意、処分、関係改善援助を行いましょう

訪問や外部との調整に出かける機会が多いためゆっくりと面談をする時間が取れず、ハラスメントが発生していることに気づかずにいるケースもあります。

　管理者自身が同行訪問時などの教育・指導の際に、ハラスメントととられるような言動をしてしまっているかもしれません。ほかの指導者・教育者も自分の言動がハラスメントに該当するのではないか、という不安を感じているケースもあります。

　それゆえ、**管理者や主任などステーションの管理業務や教育の担当者は、意識して職員の話を聞く時間を設けるようにしたいものです**。ステーションにいる時間を明示したり、連絡体制を明らかにすれば、職員が相談する機会を

第3章　労働安全衛生

131

確保できます。そのような対応が、職員の安心にもつながります。

　そもそも職場環境の悪化は、人材の流出やステーションの評価・評判の低下に直結するものですので、人材不足に悩む職場にとっては大きな問題です。職場全体で、ハラスメントになり得る言動を知り予防策を講じることはもちろんですが、規律を守り、他者への思いやりと配慮を忘れない職場づくりをすることが重要です。

> 　青海さんは、厚生労働省が運営しているパワハラ対策の総合サイト「あかるい職場応援団」に掲載されている資料を使い、勉強会を開くことにしました。正規職員、非正規職員を問わず参加してもらい、法的な考え方を学習するだけでなく、指導や教育とハラスメントの境界など、自分たちが判断に困った経験などについても話し合う予定です。

参考文献

・厚生労働省都道府県労働局雇用環境・均等部（室）：職場におけるセクシュアルハラスメント対策や妊娠・出産・育児休業・介護休業等に関するハラスメント対策は事業主の義務です‼ 2018.
・厚生労働省：職場のパワーハラスメント防止対策についての検討会報告書. 2018.

Q 職場内でハラスメントの勉強会を開催したいと思います。パワハラに関する資料をダウンロードできるお薦めのサイトはありませんか。

A 厚生労働省が運営しているパワハラ対策についての総合サイト「あかるい職場応援団」（https://www.no-pawahara.mhlw.go.jp/）があります。このサイトでは、パワハラに関する基礎的な知識や裁判事例、防止対策に関する情報だけでなく、パワーポイントや動画の研修資料が掲載されているので、ステーション内での研修でも活用できます。

　ステーションという船に乗るクルーが力を合わせ、チームとして効果的に機能するためには、お互いが認め合い、教え合う雰囲気をつくることが大事です。「褒められたい」「認めてもらいたい」というのは、人間の本能。職員の能力を伸ばしたいと思うならば、雑談であっても、できないところを注意するだけではなく、できているところを褒めることも大切です。

　入職して日が浅い人や、気の弱いタイプの人は「このような業務の仕方でよいのだろうか」といった不安があるので、なおさら職員をよく観察し、できていることを褒める、認めるということが必要です。

　まずは、感謝を言葉にすることから始めてみましょう。例えば、「〇〇をしてくれてありがとう。私はとても助かった」「〇〇さんから、あなたが〇〇してくれたからとても嬉しかったと話を聞きましたよ」「あの時のあなたの行動で、私は〇〇に気がつくことができました」と口に出して、相手の行動を認めたり、労ったりしてみましょう。最初は気恥ずかしいかもしれませんが、あなたから勇気を持って声をかけると、職場の雰囲気も変わります。

　相手のよいところを発見するポイントは「3つの視点」です。1つ目は「私」の視点、2つ目は「〇〇さんが」という「他者（他の職員）の視点」、3つ目は「チーム全体」の視点。この3つの視点から相手を見れば、立場や役割を踏まえたその人の頑張りがいくつも見えてきます。

　恥ずかしくて、なかなか「ありがとう」と言いにくいなら、メールや付箋、カードや手紙を使う方法でも構いません。次第に「ありがとう」と言うことが習慣になってくるはずです。そうしたら、「いつも」をプラスして「いつも、ありがとう」と言ってみてください。職員は「常に自分のことを見てくれている」と感じ、より一層「次も頑張ろう」と思うのではないでしょうか。

　好ましい言葉のフレーズなどを見つけたら、手帳などにメモをしておき、言葉のリストとして使えるように準備することもお勧めです。

健康管理

1. 健康診断

青海さんのステーションでは、10月1〜7日の全国労働衛生週間に合わせて職員の定期健康診断を実施しています。ところが、利用者宅への訪問が立て込んでいて、職員からは「健診よりも訪問を優先するほうがよいのではないか」という声も出ています。どのように考えたらよいでしょうか。

ステーションには、職員と雇用関係を結ぶと同時に、職員に対する安全配慮義務が生じます（労働契約法第5条）。その中には職員の健康管理も含まれます。

ステーションが実施しなければならない健康診断

ステーションは、職員に対して医師による健康診断を実施しなければなりませんし、職員はステーションが行う健康診断を受けなければなりません（労働安全衛生法第66条）。この法律が対象としている職員の条件は下記の通りです。

- 正職員
- 1週間の労働時間数が正職員の1週間の所定労働時間数の4分3以上である職員のうち
  - ①期間の定めのない契約を結んでいる者
  - ②期間の定めのある契約により使用される者の場合
    - 1年以上使用されることが予定されている者（深夜業をする者については6カ月以上）
    - 更新により1年以上使用されている者（深夜業をする者については6カ月

以上）

　健康診断には、雇い入れ時などに実施する**一般健康診断**と特定の業務に従事する人が受診する**特定業務従事者の健康診断**があり、それぞれ対象者や実施すべき時期が定められています（表 4）。

　午後 10 時～午前 5 時までの深夜業を週 1 回以上または 1 カ月に 4 回以上行っている場合は、深夜帯の労働による心身への負担を鑑み、特定業務従業者として 6 カ月以内ごとに 1 回健診を受けさせる義務があります。深夜帯に訪問看護業務を実施している職員に対しては、特定業務従業者として 6 カ月に 1 度は健康診断を実施しましょう。

表 4　健康診断の種類と対象者

	正職員	パートタイム職員					
		・無期契約 ・契約期間が 1 年以上の有期契約（契約更新により 1 年以上になる場合を含む）			・契約期間が 6 カ月以上 1 年未満の有期契約（契約更新により 6 カ月以上となる場合を含む）		
週所定労働時間 （対正職員）	1	3 / 4 以上	1 / 2 以上 3 / 4 未満	1 / 2 未満	3 / 4 以上	1 / 2 以上 3 / 4 未満	1 / 2 未満
雇入時の健康診断	◎	◎	○	△		△	
定期健康診断 （1 年以内に 1 回）							
特定業務への配置替え時に行う健康診断					◎	○	△
特定業務従事者の定期健康診断（6 カ月以内に 1 回）							

◎：労働安全衛生法を根拠に実施する義務があるもの。
○：法令上の実施義務規定は無いが「短時間労働者の雇用管理の改善等に関する法律の施行について」（1993 年 12 月 1 日基発第 663 号）により実施が望ましいとされているもの。
△：実施根拠規定がないもの。
（厚生労働省：パートタイム労働者の健康診断を実施しましょう．2015．を基に作成）

健康診断の受診場所と費用負担

　健康診断を受診させるための医療機関は、基本的にステーションが指定できます。病院やクリニックなどが一般健康診断のサービスを提供していますから、利用のしやすさや価格、フォローアップといった各種サービス内容を確認の上、提携を検討するとよいでしょう。

　職員が利便性等の理由によりステーションが指定した医療機関での受診を希望しない場合は、医師選択の自由が適用されます。職員が希望する医療機関の健康診断を受けて、その結果をステーションに提出することもできます。

　法律で定められた健康診断の費用は、ステーションが負担します（労働省通達「労働安全衛生法および同法施行令の施行について」（1972 年 9 月 18 日労働省労働基準局長通達　基発第 602 号）。ただし、職員がステーションの指定外の医療機関で健康診断を受けた場合は、ステーションの健康診断実施義務を超えていますので、費用を負担するか否かは、ステーションが判断することができるとされています。ステーション負担とする際は、請求先をステーションとするか、一度職員に立て替えてもらった後、領収書に基づいてその費用を支払うといった手続きをしましょう。

健康診断実施後に取り組むべきこと

　ステーションには、職員の健康診断を実施するだけでなく、その後の取り組みについても法律で義務付けられています。

① **健康診断の結果の保管**：健康診断の結果は、健康診断個人票を作成し、健康診断実施後 5 年間はステーションに保管する必要があります。職員が退職した際にもすぐに廃棄せず、5 年間は保管しましょう。

② **健康診断の結果に関する医師等への意見聴取**：健康診断の結果に異常の所見のある職員がいた場合は、その職員の健康を保持するために必要な措置について医師の意見を聞かなければなりません。

③ **健康診断実施後の措置**：②の医師または歯科医師の意見を勘案し必要があると認められるときは、対象職員の作業の転換、労働時間の短縮等の適切な措置を講じなければなりません。

④ **健康診断の結果の職員への通知**：健康診断の結果は、職員に通知しなければなりません。

⑤ **健康診断の結果に基づく保健指導**：健康診断の結果、特に健康の保持に努める必要がある職員に対し、医師や保健師による保健指導を行うよう努めなければなりません。

⑥ **(常時 50 人以上の職員がいる場合) 健康診断結果の所轄労働基準監督署長への報告**：健康診断の結果は、遅れずに所轄の労働基準監督署長に提出しなければなりません。

職員に対して適切な健康管理を働きかけることは非常に重要です。健康を損ない働けなくなると、職員自身は収入を得ることが難しくなりますし、ステーションも大切な戦力を維持することができません。

人件費を見積もる際や、訪問スケジュールを始めとした計画を立てる際には、あらかじめ健康診断や急病等により欠員が出たときのことを見込んでおくことも、マネジメントとして非常に重要です。

利用者の健康や安心した暮らしを守るステーションだからこそ、自分たちの組織も、健康に働き続けられる職場にしていきましょう。

> 青海さんは職員に対し、職員自身の健康の確保が利用者を支えるためにも重要だと考えていること、法律で健康診断を実施する義務・受ける義務があることを伝え、健康診断の実施スケジュールを組むことにしました。職員からは「自分たちの健康管理もしていかなくちゃ。訪問の回り方や記録の方法も工夫して、健診の時間を確保していこう」と前向きな意見が聞かれるようになりました。

2. 治療と仕事の両立支援

定期健康診断を実施したところ、画像診断で乳がんの疑いありと指摘され、医師から再検査を勧められた職員がいました。青海さんは、今後、職員が治療を継続的に受ける可能性があることを見据えて、治療と仕事を両立できるように職場内で調整をしなくてはならないと考えました。

治療と仕事の両立支援の取り組み

治療方法の進歩によって、治療を受けながら働く人が増えてきています。例えばがん。仕事を持ちながらがんで治療している人は、約 32.5 万人いるといわれます（厚生労働省：平成 22 年国民生活基礎調査に基づく推計）。

少子高齢化や労働力不足の問題が取り沙汰されている現代においては、治療を続けながら働ける職場をつくることが求められています。それは、看護職の職場も同様です。

治療と仕事の両立支援（以下、両立支援）は、ステーションと職員の双方に、さまざまなメリットを生み出します。

ステーションのメリット

- 職員の健康確保の取り組みを推進できる
- 離職を防止でき、継続的に人材を確保できる
- 職員のモチベーションが向上し、人材の定着や、生産性の向上を図ることができる
- 職員の健康づくりを通じて、ステーションイメージの向上などの健康経営ができる
- 多様な人材の活用によって、創意工夫が生まれ、組織の活性化につながる

職員のメリット

- 治療について配慮してもらえることで、積極的に治療を受けることができ、病状悪化を予防できる
- 収入面や帰属意識による安心感が生まれ、モチベーションの向上につながる

- 治療中も収入を得ることができる
- 働くことにより社会貢献ができる

　仕事は、経済的な理由で必要なだけでなく、生きがいにもつながります。健康、生活を守る看護職だからこそ、自分たちの職場から両立支援の取り組みを始めてみましょう。

治療と仕事の両立支援体制の整備プロセス

　職員からの相談がきっかけとなり、両立支援体制を導入するステーションが多いようです。**両立支援の体制を導入するプロセスを①職員からの相談・申出、②ステーションの制度の確認、③主治医等からの意見聴取、④ステーションとして就業上の措置等を決定・実施**の順に解説します。

① 職員からの相談・申出

　まずは、職員から症状や治療の状況、勤務や通勤方法に関する希望（時差出勤、短時間勤務、マイカー通勤、有給休暇の利用等）などを聴取しましょう。

- **症状、治療の状況**：現在の症状、入院や通院治療の必要性とその期間、治療の内容、治療のスケジュール、通勤や業務遂行に影響する可能性がある症状や副作用の有無とその内容
- **本人の希望**：勤務形態、勤務時間、従事する（できる）業務、休憩時間の確保

② ステーションの制度の確認

　就業規則に、傷病休暇（p.43 参照）や時差出勤制度、テレワーク制度などが設けられているか、それらが適用できるか確認します。制度を設けていない場合は、新たに制度を設けるかを検討します。

③ 主治医等からの意見聴取

　ステーションとして客観的で適切な判断をするために、主治医や産業医の意見が必要な場合もあります。その際は、当該職員の同意を得た上で、主治医からの就労に関する意見書をもらうように依頼します。

　意見書の書式は、厚生労働省のウェブサイトで公表されている「事業場における治療と職業生活の両立支援のためのガイドライン様式例集　」（https://www.johas.go.jp/Portals/0/data0/sanpo/ryoritsushien/download/

ryoritsushien_guideline.pdf）などを参考にするとよいでしょう。職員の働き方に関してどのような配慮をしたらよいかといったことを、医師にスムーズに尋ねるポイントは、①主治医等に書面上で自ステーションの両立支援制度に関する情報提供を行うこと、②主治医等に職員の勤務状況や希望を伝えられるようにすること、③主治医から職員の治療状況や就業継続の可否について意見聴取できるようにすることです。

④ ステーションとして就業上の措置等を決定・実施

就業規則に時差出勤制度などの両立支援制度があり、職員が利用を希望する場合は、その制度に準じます。

疾患や治療の内容は、本人のプライバシーに関わることです。当該職員の勤務上の措置を他の職員に説明し協力を求めていく場合、疾患等の情報をどの程度まで他の職員に話してよいのかを確認し、同意を得ておきましょう。

両立支援制度がない場合は、その都度対応することになります。できれば、柔軟な勤務を可能とする休暇や勤務制度の導入を検討しましょう。職場のルールとして両立支援制度を設け、不公平感のない勤務体制の構築を目指すことをお勧めします。

テレワークの活用

情報通信技術（以下、ICT）を活用したテレワークを進めているステーションがあります。クラウドサービス（ネットワーク上で情報交換をするシステム）を利用すれば、これまでステーションで行っていた記録作業を訪問先や移動の合間に行うことができ、時間を効率的に使うことができます。事務作業が自宅でもできるようになれば、ステーションでの拘束時間を軽減することもできます。このように、ICT の活用により、ステーション以外でもできる業務が増えれば、治療や子育て、介護、通学等の理由により時間に制約がある職員でも業務を担うことができるだけでなく、全職員のワーク・ライフ・バランスや生産性の向上が期待できます。

テレワークの注意点は、たとえ自宅や移動中であっても、業務を行う以上、労働基準法、最低賃金法、労働安全衛生法、労働者災害補償保険法等

の労働関係法が適用されるということです。また、情報のセキュリティや取り扱いについても十分注意し、あらかじめルールを作っておくことが必要です。

　テレワークの導入方法については、厚生労働省がテレワーク相談センターを設けています。ウェブサイト（https://www.tw-sodan.jp/）もありますので、参考にされるとよいでしょう。

　さまざまな働き方を選択できる職場づくりをするために、テレワークの活用を検討してみてはいかがでしょうか。

　青海さんは、再検査を受けた職員から、検査の結果、良性の腫瘍であり今後は経過観察を行うようにと診断されたとの報告を受けました。青海さんはほっと一安心するとともに、今後、自分自身も含め職員に定期的な治療が必要になった場合に備えて、ステーションとしてどのような両立支援をしていくか検討し、就業規則等に盛り込むことにしました。

がんに罹患したことが判明した職員がいます。今後は治療のために欠勤や遅刻・早退をすることが予想されます。担当していた訪問先を交代してもらう必要があるため、病気について他の職員に伝え、理解と協力を求めていこうと思いますが、問題はありませんか。

がんに罹患したことを他の職員に公表するか否かについては、当該職員の意思を尊重すべきです。管理者がステーションの運営を優先して、職員の個人情報を流すことは避けなくてはなりません。職員が安心して働いたり、治療を受けたりするためにも、まずは当該職員がどのように感じているのかを聞くことが大切です。他の職員に疾患名を伝えてよいのか、勤務調整が必要であることをどのように伝えるのかなどをよく話し合いましょう。

職員のモチベーションを上げるアイデア

　国は年間を通して労働や健康に関連したさまざまなキャンペーンを行っています。キャンペーン中は、ポスターが掲示されたり、セミナーが開催がされたり、関連した報道も増えます。この時期に合わせて、ステーション内でも労働安全衛生に関連した取り組みをするのもお勧めです。

　3 月　・自殺対策強化月間　・女性の健康週間
　6 月　・外国人労働者問題啓発月間
　　　　・歯と口の健康週間　・HIV 検査普及週間
　7 月　・全国安全週間　・テレワーク・デイズ　・肝臓週間
　9 月　・障害者雇用支援月間　・食生活改善普及運動
　　　　・自殺予防週間　・結核予防週間
　10 月　・全国労働衛生週間　・高年齢者雇用支援月間
　　　　・中小企業退職金共済制度加入促進強化月間
　　　　・年次有給休暇取得促進期間　・薬と健康の週間
　　　　・がん検診受診率 50％達成に向けた集中キャンペーン
　　　　・乳がん月間
　11 月　・過重労働解消キャンペーン　・障害者人材開発促進旬間
　　　　・人材開発促進月間　・過労死等防止啓発月間
　　　　・ねんきん月間　・テレワーク月間　・医療安全推進週間

労働災害

　パートタイム職員の黒山さんが訪問先からステーションへ戻る途中で転倒し、打撲をしてしまいました。青海さんが受診を勧めると、黒山さんから「これって労災扱いなんでしょうか。帰り道で転んだから通勤災害ですかね。受診時に窓口で言ったほうがいいですか」と質問されました。

　訪問看護師は、設備等が異なるさまざまな家庭を訪問するため、思わぬけがをしたり、移動中に事故に遭ってしまうかもしれません。そのような場合に備えて、管理者は補償や手続き方法を知っておく必要があります。

労働災害と労災保険

　労働災害（以下、労災）とは、就業中に業務が原因となって発生した災害（疾病）を指します。労災は、業務によるものであれば業務災害、通勤によるものであれば通勤災害に分類されます。

　労働基準法第 75 条では、被災労働者に対して、使用者（ステーション）が必要な療養の費用を負担しなければならないと定めています。しかし、労働者災害補償保険法（以下、労災保険法）に基づいて給付が行われるべきとされる場合には、使用者（ステーション）は補償義務を免除されています（労働基準法第 84 条）。労働者災害補償保険（以下、労災保険）は、被災労働者が確実に補償を受け取れるようにすると同時に、ステーションの補償負担の軽減を図るために設けられています。**正規職員・非正規職員を問わず、職員を 1 人でも雇用しているステーションは労災保険に加入しなくてはなりません。**

　業務中もしくは通勤途中に職員が負傷した場合や疾病にかかった場合、

表5 労災保険給付の種類

業務災害	通勤災害	内容
療養補償給付	療養給付	・療養の給付：労災病院または労災指定医療機関等で療養した場合に、自己負担なしで受診がきる（現物給付） ・療養の費用支給：労災病院または労災指定医療機関以外の機関等で療養する場合、費用を給付（現金給付）
休業補償給付	休業給付	業務災害または通勤災害による傷病の療養ため労働することができず、賃金を受けられない日が4日以上に及ぶ場合支給
障害補償給付	障害給付	業務災害または通勤災害による傷病が治ったとき、障害等級に該当する障害が残った場合に等級応じ支給
傷病補償年金	傷病年金	業務災害または通勤災害による傷病が、1年6カ月を経過した日、または同日以後において治っておらず、傷病による障害の程度が病等級に該当する場合支給
遺族補償給付	遺族給付	業務災害または通勤により死亡した場合支給
葬祭料	葬祭給付	業務災害または通勤災害により死亡した者の葬祭を行う場合支給
介護補償給付	介護給付	障害（補償）年金または傷病（補償）年金の受給者で、介護を要する場合に支給

（厚生労働省、都道府県労働局、労働基準監督署：労災保険　請求（申請）のできる保険給付等. 2018.　を基に作成）

それらにより障害が残った場合や死亡した場合などに、被災職員もしくは遺族に対し、労災保険から所定の保険給付が行われます（表5）。なお、業務外のけがや病気（私傷病）には、健康保険が適用されます（p.44参照）。

労災保険の適用対象

　労災保険の適用対象は、正規職員だけでなく、非正規職員を含む賃金を支給されている全ての職員です。ステーションを管轄する労働基準監督署の労災課が窓口になります。

　なお、公務員の公務災害については、労災保険ではなく、公務災害補償制度の管轄となります。国家公務員であれば国家公務員災害補償法が、正規職員の地方公務員であれば地方公務員災害補償法が適用されます。非正

規職員の場合は、市町村の条例により労災保険もしくはそれ以外の補償が適用されます。自治体立のステーションの管理者は、非正規職員が公務災害に遭ったときの補償について、人事管理部門や自治体の職員向け相談窓口に確認しておきましょう。

業務災害と認められる条件

　労災保険の給付対象となる**業務災害は、業務と傷病等の間に一定の因果関係があると認められなければなりません**。労災の認定は労働基準監督署が行います。

　業務上の負傷として認められる事例と認められない事例をみていきましょう。

業務上の負傷として認められる事例

- ステーション内や利用者宅での針刺し事故
- ステーション内の更衣室で着替え中にロッカーで指を挟んだことによる負傷
- ステーションと利用者宅の移動中に転倒したことによる負傷や交通事故
- 利用者宅で飼っている犬に噛まれたことによる負傷
- 利用者宅で転倒したことによる負傷
- 利用者やその家族に暴力を振るわれたことによる負傷
- 業務中に地震や津波、豪風雨にあったことによる負傷　　等

業務上の負傷として認められない事例

- 休憩時間中にお茶を飲もうとして熱湯をこぼしたことによる負傷
- プライベートの問題で恨みをもった第三者からの暴力による負傷　等

　業務上の疾病として認められる要件や事例をみていきましょう。

業務上の疾病と認められる要件

　以下の3要件を満たした場合に、業務上の疾病として認められます。

① 労働の場に有害因子（有害な物理的因子、化学物質、身体に過度の負担のかかる作業）が存在していること
② 健康障害を起こし得るほど（量・期間）の有害因子にさらされたこと
③ 発症の経過および病態が医学的に見て妥当であること

業務上の疾病と認められる事例

- 重量のある利用者の入浴介助を行う際に、滑りそうになった利用者を支えようとして急激に強い力が腰にかかったことにより生じた腰痛
- 利用者から暴力を振るわれたことをきっかけに発症した精神疾患
- 疥癬のある利用者宅を訪問したことをきっかけに罹患した疥癬　　等

業務上の疾病と認められない事例

- プライベートでも腰に負担がかかるような作業やスポーツを行っている職員が業務中に腰痛を発症した　　等

通勤災害と認められる条件

　労災保険の給付対象となる**通勤災害として認められるためには、被災場所が居住地から就業先までの合理的な経路上であることが条件**です。労災保険法では、①住居と就業の場所との間の往復、②就業の場所から他の就業の場所への移動、③単身赴任先住居と帰省先住居との間の移動を、合理的な経路および方法で行うことを「通勤」としています。なお、その移動が業務の性質を有する場合は、通勤災害ではなく業務災害扱いとなります。

　合理的な移動の経路から寄り道した場合、つまり、逸脱したり移動を中断した場合には、逸脱・中断の間とその後の移動は通勤とはなりません。逸脱とは業務と関係のない目的で合理的な経路を逸れることをいい、中断とは通勤の経路上で通勤と関係のない行為を行うことをいいます。ただし、逸脱・中断が日常生活上必要な行為であって、厚生労働省令で定めるやむを得ない事由により行うための最小限度のものである場合は、逸脱・中断の間を除き通勤として認められます。

　では、労災保険適用のために通勤災害として認められる事例、認められない事例について具体例で確認してみましょう。

通勤災害と認められる事例

- 渋滞を避けるために通常とは異なる経路でステーションに向かう途中の事故
- 業務の都合で、帰宅途中で利用者宅に荷物を届け、そこから通常と異なる経路で自宅へ帰る途中の事故
- 昼休みに、昼食や家族の世話のために一時帰宅する往復中の事故

通勤災害と認められない事例

- 友人宅に宿泊し、その友人宅から直接、就業先に向かう途中の事故（逸脱）
- 帰宅途中にレストランで食事をし、その帰り道の事故（中断）
- 任意参加の社内研修に参加するための移動中の事故（任意参加のため研修先が就業先とみなされない）

通勤災害ではなく業務災害となる事例

- 利用者宅と利用者宅の移動中の事故
- 休日出勤における通勤中の事故
- ステーションの敷地内の駐車場での事故
- 出張先との往復中の事故

通勤災害と認められる可能性が高い逸脱・中断

- 保育園・幼稚園への送迎中の事故（通勤災害として認められる可能性が高いものの、個別の事案として労働基準監督署に確認が必要です）
- 出勤前に通院先に立ち寄る途中の事故
- 帰宅途中に日用品を買うために通勤経路上のスーパーに立ち寄った後の事故（日常生活上必要な最小限度の行為と考えられるため）
- 退勤後、介護のために両親の家に立ち寄った後の事故（要介護状態にある配偶者、子、父母、配偶者の父母、孫、祖父母および兄弟姉妹の介護については、継続的にまたは反復して行われていることを条件に、逸脱・中断と見なされず、通勤災害と認められます）

労災保険の請求手続き

　労災保険の請求手続きは、けがや病気をした職員本人やその家族が行います（図2）が、職員に代わってステーションが手続きすることもできます。
　労災保険の請求手続きには請求内容ごとに指定の様式があります。必要な書類は、都道府県の労働局・労働基準監督署で入手できるほか、厚生労働省のウェブサイト（労災保険給付関係請求書等ダウンロードページ https://www.mhlw.go.jp/stf/seisakunitsuite/bunya/koyou_roudou/roudoukijun/rousai/rousaihoken06/index.html）からダウンロードできます。厚生労働省の当該ページには、制度の詳細や記入例が記載されていますので、手続き前に確

図2 労災保険の請求手続き

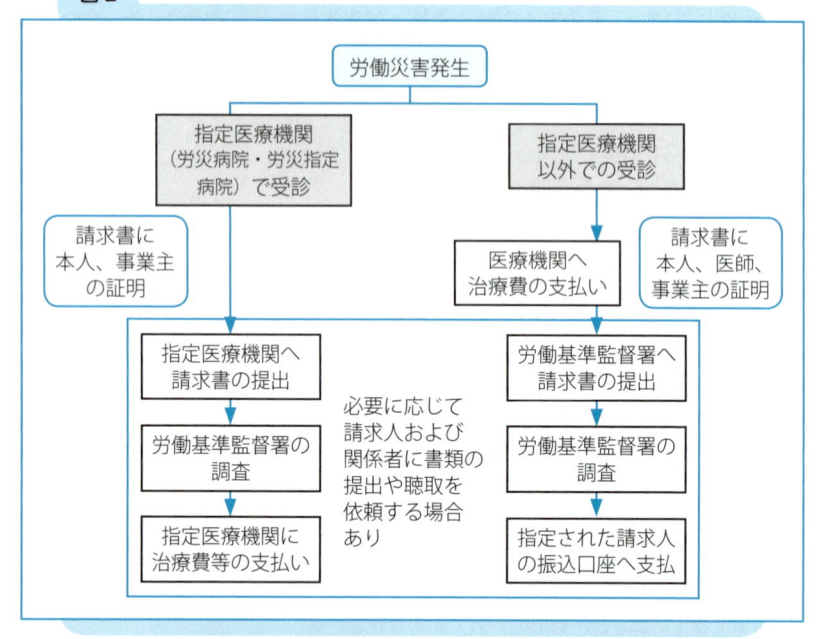

（厚生労働省、都道府県労働局、労働基準監督署：労災保険　請求（申請）のできる保険給付等. 2018. (https://www.mhlw.go.jp/new-info/kobetu/roudou/gyousei/rousai/dl/091124-1.pdf)　を基に作成）

認するとよいでしょう。

受診から給付までの流れ——療養（補償）給付の場合

　労災病院・労災指定医療機関とそれ以外の医療機関で受診する場合では、請求手続きが異なります。ここでは、被災した職員自身が手続きを行う際の流れを見ていきましょう。

　なお、療養（補償）給付には治療費、入院料、移送費など通常療養のために必要なものが含まれ、疾病が治癒（症状固定）するまでが給付期間となります。

労災病院・労災指定医療機関で受診する場合：現物給付

① 受診

窓口で「労災です」と伝えれば、職員自身は治療費等を負担することなく治療を受けることができます。

② 療養の給付請求書類を作成

療養（補償）給付の請求に関わる書類を作成します。様式は災害分類により異なり、業務災害の場合は「療養補償給付たる療養の給付請求書（様式第5号）」を、通勤災害の場合は「療養給付たる療養の給付請求書（様式第16号の3）」に記入します。いずれの書類にも、事業主であるステーション管理者の証明と押印が必要です。緊急で病院を受診したときなど、書類を持参できなかった場合には、「労災です。療養の給付請求書類は後日持参します」と窓口に申し出ましょう。

③ 医療機関の窓口に請求書類を提出

作成した書類を受診した医療機関の窓口に提出します。

④ 労働基準監督署が書類を受領後、審査

医療機関を通じて労働基準監督署が請求書類を受け取り、請求の内容を労災の認定基準に従い審査します。必要に応じて労働基準監督署からステーションや職員に対して聞き取り調査を行ったり、追加で書類の提出を求めることもあります。

⑤ 給付金の支払い

労災と認定された場合、治療費等が労災保険から負担した医療機関に支払われます。

労災病院・労災指定医療機関以外で受診する場合：現金給付

① 受診

窓口で「労災です」と伝えます。ただし、労災病院・労災指定医療機関以外で受診する場合は、職員自身が治療費を一時的に自己負担する必要があります。

② 療養の費用請求書類を作成

受診後、療養（補償）費用の請求に関わる書類を作成します。なお、労災病院・労災指定医療機関で受診した場合は「給付」請求（現物給付の請求）

といい、療養という行為そのものを請求します。一方、それ以外の医療機関の場合は「費用」請求（現金給付の請求）となり療養にかかった費用を請求するので、請求の様式が異なります。業務災害の場合は事業主の署名のある「療養補償給付たる療養の費用請求書（様式第7号）」を、通勤災害の場合は「療養給付たる療養の費用請求書（様式第16号の5）」に記入します。いずれの書類にも、事業主であるステーション管理者の証明と押印が必要です。

③ 労働基準監督署に請求書類を提出

医療機関を通さず、直接、労働基準監督署に書類を提出します。

④ 労働基準監督署が審査

労働基準監督署が請求の内容を労災の認定基準に従い審査します。必要に応じて労働基準監督署からステーションや職員に対して聞き取り調査を行ったり、追加で書類の提出を求めることもあります。

⑤ 給付金の支払い

労災と認定された場合、請求書に記載した口座に労災保険より給付金が支払われます。

労災をステーションとして証明することが難しいといったさまざまな理由から、被災職員から「労災請求をしたいので書面で証明してほしい」と求められても、応じられないこともあるかもしれません。その場合は、労働基準監督署に相談した上で対応方法を検討するとよいでしょう。

第三者の行為による傷病の場合

交通事故や利用者からの暴力など第三者からの行為による災害は、第三者行為災害といいます。第三者により職員が業務災害または通勤災害を被った場合は、被災者やその家族は、労災保険だけでなく第三者に対し損害賠償請求権を取得します（図3）。第三者行為災害に関しては、労災保険給付と民事損害賠償との間で支給調整が行われます。

第三者行為災害に関する労災保険の請求手続き

第三者行為災害について労災保険の給付を受けようとする場合には、通常の労災保険の請求書類のほかに、所轄の労働基準監督署に「第三者

図3　第三者行為災害における損害賠償と労災保険の関係

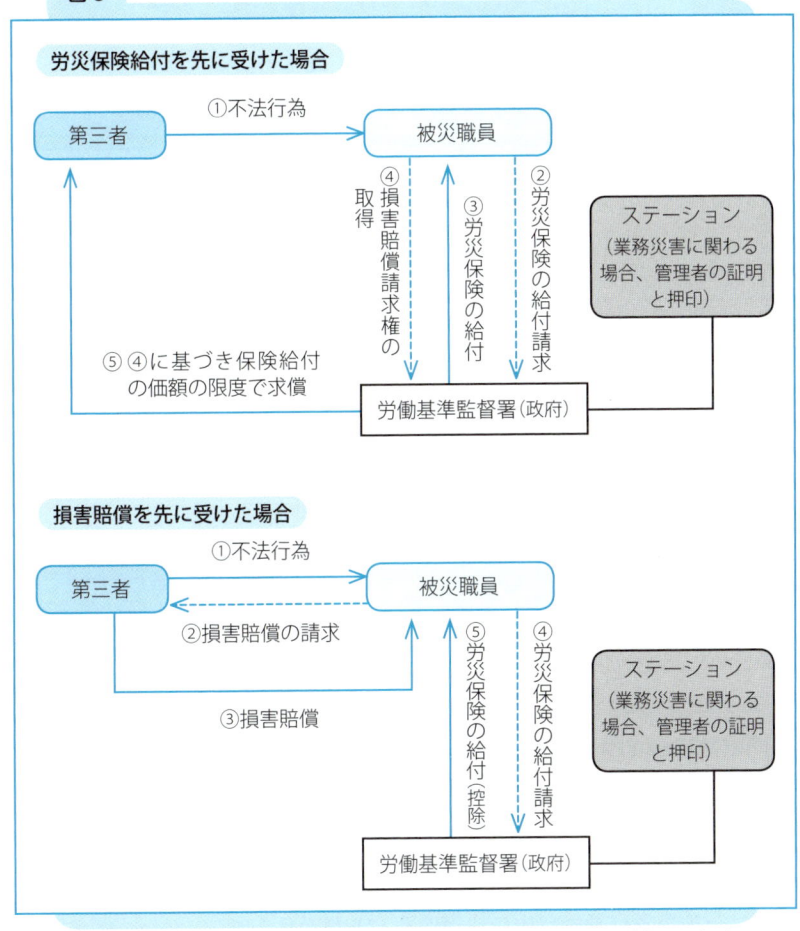

（厚生労働省、都道府県労働局、労働基準監督署：労災保険　第三者行為災害のしおり. 2018. を基に作成）

行為災害届」を2部と関係書類（表6）を提出することが必要です。提出は、労災保険の請求と同時、もしくはその後速やかに行いましょう。第三者行為災害届には、それが業務災害に関わる場合は、事業主であるステーション管理者の証明と押印が必要です（通勤災害に関わる場合は不要）。

表6　第三者行為災害に関する労災保険の請求手続きで必要な添付書類

添付書類名	交通事故による災害	交通事故以外による災害	提出部数	備考
交通事故証明書または交通事故証明入手不能理由書	○	―	1	自動車安全運転センターの証明がもらえない場合は交通事故証明入手不能理由書
念書（兼同意書）	○	○	3	
示談書の謄本	○	○	1	示談が行われた場合（写しでも可）
自賠責保険等の損害賠償金等支払証明書または保険金支払通知書	○	―	1	仮渡金または賠償金を受けている場合（写しでも可）
死体検案書または死亡診断書	○	○	1	死亡の場合（写しでも可）
戸籍謄本	○	○	1	死亡の場合（写しでも可）

（厚生労働省、都道府県労働局、労働基準監督署：労災保険　第三者行為災害のしおり. 2018. を基に作成）

交通事故の際の注意点

　通勤途中の自動車事故で被災者となった場合、労災保険給付と自動車損害賠償責任保険または自動車損害賠償責任共済（以下、自賠責保険）による保険金支払いのどちらか一方を先に受けます。どちらを先に受けるかについては、被災者自身が自由に決定することができます。

　交通事故に遭遇した際は、必ずすぐに警察に届け出ましょう。警察に届け出ていないと、労災保険や自賠責保険などの請求手続きに必要な「交通事故証明書」が発行されません。また、事故現場では表7の事項について確認しておきましょう。労災保険の請求をする際に、「第三者行為災害届」に記載する必要があります。

　なお、示談で合意する前に、必ず労働基準監督署に相談しましょう。交通事故における示談では具体的な条件の調整が必要となります。場合に

表7	事故現場で確認すること
加害者の情報	・加害者の氏名、住所、電話番号 ・加害者の自賠責保険・任意保険の番号および保険会社名 ・加害者は仕事中であるかどうか ・仕事中であれば、加害者の会社名、所在地、電話番号
事故の状況	・事故発生の具体的場所 ・事故現場の状況

よっては労災保険の補償が受けられなくなることがありますので、注意しましょう。

　自動車事故で加害者となった場合は、まずは安全な場所へ移動しつつ、必要があれば救急車を呼ぶなど被害者の生命を救済することを優先します。小さな事故であっても警察に届けるようにし、目撃者がいれば警察が来るまで待機してもらうか、連絡先を聞いておきましょう。

　管理者に、事故を起こしてしまったことや対応について報告するほか、業務調整を依頼します。その後、自動車の保険会社へ連絡し、その指示に従いましょう。

　交通事故をはじめとした業務災害や通勤災害は、被災した職員自身はもちろん、ステーションの職員にとっても、大きな影響を与えます。被災した職員への業務上の配慮や精神的なフォローに加え、全職員への気配りも管理者の大切な役目です。

日頃からできる労災予防

　ステーションは職員の安全と健康を確保するとともに、快適な職場環境を形成することが求められます。日頃から労災予防に努めていくことが大切です。

　ステーションには、職員の雇い入れ時や配置転換時に安全衛生教育を実施する義務があります。医療行為や訪問看護の業務に応じた腰痛や転倒の予防、感染症、熱中症、交通事故等に関する安全衛生教育を実施しましょう。また、定期的に注意喚起を図りましょう。

腰痛予防

　移乗介助では、利用者の残存する機能を生かしながら職員の負担の軽減を図ります。利用者にベッドの手すりや車椅子の肘掛けを握ってもらうなど、動作を工夫するとともに、スライディングボードやスライディングシートを使用するのもお勧めです。

　移乗介助に限らず、普段の業務から、中腰やひねりなどの腰痛になりやすい姿勢や動作はなるべくしないようにしましょう。ステーションとして腰痛予防体操やストレッチに意識して取り組むのもよいでしょう。

　表8に腰痛のリスク回避・低減のための措置を示しました。ステーションの業務を見直す際には、ぜひ参考にしてください。

表8　腰痛リスクの回避・低減のための措置

検討事項	内容
利用者自身の残存機能の活用	利用者の協力を得た介護、看護方法の選択
福祉用具の利用	利用者の状態に合った福祉用具の積極的な利用
作業姿勢・動作の見直し	リフトやスライディングボード・シートの利用、不自然な姿勢での作業の回避
作業の実施体制	負担の大きい業務が特定の作業者に集中しないよう配慮
作業標準の策定	作業ごとの手順・使用する福祉用具・担当する人数・役割などを利用者別に明記
休憩、作業の組み合せ	交替で休憩できるよう配慮。他の作業とローテーションも考慮
作業環境の整備	温度・湿度の調整、十分な照明、段差の解消、作業スペースの確保など
健康管理	適切な健康管理による腰痛発生リスクの早期把握。職場復帰時の措置など
労働衛生教育	教育・訓練の定期的な実施。マニュアルの作成・整備

（厚生労働省：介護・看護作業による腰痛を予防しましょう. 2013.（http://www.mhlw.go.jp/new-info/kobetu/roudou/gyousei/anzen/dl/131025-01.pdf）より抜粋，一部改変）

転倒の予防

滑りにくい靴の選択を推奨したり、ステーション内の整理整頓や、暗い場所に照明をつけるなどの対策が考えられます。

交通事故の予防

時間に余裕を持った移動を行うよう職員全体に働きかける、訪問エリア内の危険マップ（交通事故多発マップ）を作成しステーション内で共有する、長時間労働による疲労を避ける、夜間のオンコール対応時はタクシー利用を勧奨しタクシー代を支給するなどの対策があります。

なお、自動車を 5 台以上保有しているステーションの場合は、「安全運転管理者」を選任し、公安委員会に届け出る義務があります（道路交通法第74 条 3）。

また、交通事故発生時は動揺することも少なくないため、事故発生時の連絡先や対応手順などを簡潔にまとめた表やマニュアルを車に備えておき、いざという時に手順に沿って行動できるようにしましょう。

> 青海さんは、黒山さんに利用者宅からステーションへの移動中の事故は業務災害に該当することを説明し、負傷した状況を確認しながら療養補償給付たる療養の給付請求書を作成して受診を促しました。その後、他の職員と相談し訪問予定先を調整しました。黒山さんはすぐに受診し、受診結果を青海さんに報告するとともに、ステーションの迅速な対応に感謝しました。

参考文献

・厚生労働省、都道府県労働局、労働基準監督署：労災保険　請求（申請）のできる保険給付等. 2018.
・厚生労働省、都道府県労働局、労働基準監督署：労災保険　療養（補償）給付の請求手続き. 2018.
・厚生労働省、都道府県労働局、労働基準監督署：労災保険給付の概要. 2018.
・地方公務員災害補償基金：認定・補償等の手続. 地方公務員災害補償基金ウェブサイト.（http://www.chikousai.jp/gyoumu/hosyou/hosyou-tetuduki.php）

Q 訪問先への移動には社用車を使っています。職員が社用車を運転中に壁に擦り、傷を付けてしまいました。職員に修理代を弁償してもらうことはできますか。

A 職員に過失がある場合に、損害賠償を求めることは違法ではありませんが、裁判例の多くのケースでは、通常起こり得る過失によって生じた損害の全額を職員に負担させることはできないとしています。それは、ステーション側は職員の働きによって利益を上げており、危機管理の義務もあるため、業務上のリスクを全額負担させることは不公平だという考えからです。また、一部の賠償金を職員が負担するということになった際も、賃金から天引きすることは禁止されています（労働基準法第24条第1項）。ですから、賠償金を請求する場合は、賃金は通常通りに支払った上で、損害賠償を請求することになります。

ステーションの物品や社用車を破損した場合に、修理代を負担してもらう場合があることや、その具体的な金額などを事前に事例を交えて職員に明らかにしておくとよいでしょう。そうすれば、ステーションの物品や社用車もステーションの財産の一部だと認識し、慎重に利用してもらうことにもつながります。

職員のモチベーションを上げるアイデア

2018年3月に公益社団法人日本看護協会（以下、日本看護協会）は、「看護職の健康と安全に配慮した労働安全衛生ガイドライン〜ヘルシーワークプレイス（健康で安全な職場）を目指して〜」を公表しました。このガイドラインは、日本看護協会のウェブサイトで全文を読むことができます（https://www.nurse.or.jp/home/publication/pdf/guideline/rodoanzeneisei.pdf）。

看護職の労働安全衛生を守り、健康で安全な職場環境を実現するためのさまざまなヒント（業務上の危険や対応策）や事例、情報等が掲載されています。もちろん、ステーションの業務上の危険性や対応策（交通事故やケア中の暴力、オンコール対応）なども掲載されています。ステーションの業務に関連したリスクを知り対応策を考える上でも、参考資料となるでしょう。

安心して働き続けられる職場だと職員自身が実感することが、業務のモチベーションにつながります。ガイドラインを活用し、職員の健康管理や職場の安全対策に取り組みましょう。

4 利用者やその家族とのトラブル対応

　青海さんは、管理者仲間から「実は、利用者さんから過剰な要求を
されて困っているの」と打ち明けられました。聞けば、利用者が契約
にない雑用を要求したり、すぐに怒鳴ったり、ささいなことで何度も
管理者を呼びつけたりしているそうです。職員から訪問に行きたくな
いという訴えもあり、対応マニュアルを作成したとのこと。青海さん
は、職員を守るためにトラブルの対応方法について知りたいと思いま
した。

ステーションが職員を守る義務

　訪問看護は、病院での業務とは異なり、職員が単独で利用者宅を訪問し、
外部との連絡が容易ではない閉鎖的な空間で身体接触を伴った業務を行う
性質から、利用者宅でトラブルに遭遇したとしても、ステーションとして
迅速な対応がしづらい実態があります。

　しかし、利用者や家族とのトラブルは、被害を受けた職員の心身に悪影
響を与えるだけでなく、職員全体に不安を招きます。さらに、ステーショ
ンとして加害者に毅然と対応しなければ、職場や管理者への不信感につな
がり、勤労意欲低下や離職といった事態にもなりかねません。

　労働契約を結んだ時点において、**ステーションには職員の健康や安全を守
る義務が生じます**。トラブル対応に関する最新情報を収集しながら安全管
理体制を整備しましょう。

表9	訪問看護の現場で起こり得るトラブル事例
身体的暴力	殴る、蹴る、物を投げる、かみつく、つねる、引っかく
言葉の暴力	脅す、怒鳴る、威圧的な言動をとる、焦らせるような発言をする、理不尽な謝罪要求
セクシュアルハラスメント	身体に触れてくる、性的な話を始める、アダルトビデオを流す、レイプする
その他	過度な要求をする、拘束する、ストーカー行為をする、いやがらせをする、必要以上に私生活に立ち入るような話をする、必要以上にケアを監視・要求する

訪問看護の現場ではどのようなトラブルが予測されるのか

訪問看護の現場で起こり得るトラブル事例を表9にまとめました。看護師はトラブルが生じても、利用者やその家族を擁護し保護的な視点で事象を捉え、自身の権利や利益は後回しにする傾向があります。しかし、**暴言や暴力、セクシュアルハラスメントなどは、いずれも権利侵害を伴う不法な行為であり、損害賠償請求の対象となります。**

利用者や家族から、契約内容にそぐわない要求や悪質な行為がなされた場合は、ステーションとして毅然とした態度をとりましょう。

トラブルの予防策

まずは、訪問看護に関わるサービスには暴言・暴力・ハラスメントといったリスクが存在することを意識しましょう。予防策を整備した上で、実際にトラブルに遭遇した時の対応フローを全ての職員で共有します。トラブル発生後にはその対応を評価することも重要です（図4）。

では、具体的なトラブル予防策についてみていきましょう。

訪問看護契約書を整備する

- あらかじめ弁護士などに内容をリーガルチェックしてもらい、リスク予防型の契約書を作成する
- 提供するサービスの内容・範囲を明記する
- 契約外のサービスを希望する場合は、別途、契約が必要となることを明記する

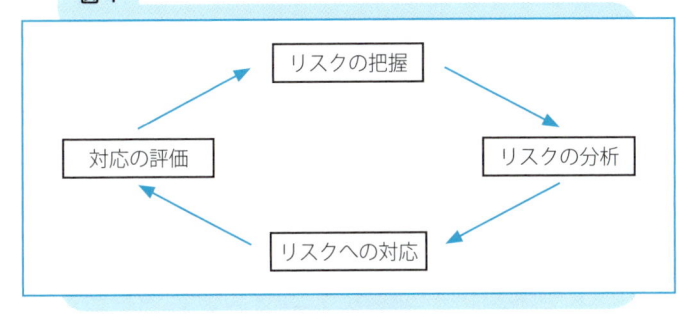

図4　トラブル対応のサイクル

リスクの把握 → リスクの分析 → リスクへの対応 → 対応の評価 → リスクの把握

- ステーションの契約解約権について明記する（図 5）
- 利用者・家族にケアへの協力を依頼する内容を盛り込む（図 6）

利用者宅の環境を整備する

- 訪問中は常に退路を確保しておく
- 訪問時間中に家族等の付き添いがあるかどうか確認する
- ペット（犬や猫など）がいる場合は、鎖につなぐ、またはケージに入れるよう依頼する
- 訪問先の周辺で助けを求められる場所（商店等の人が集まる場所）を把握しておく

訪問体制の整備

- 治安のよくない地域への早朝、深夜の訪問は避け、なるべく複数人で訪問する
- 利用者や家族に暴力歴があるなどリスクが高い場合は複数人で訪問する
- 退路の確保や避難先について職員間で情報を共有する
- 過去にクレームとなった事例や、クレームとなるリスクが予測される事例について情報を共有する

看護師自身の備え

- 動きやすい服装と走りやすい靴を身につける
- 携帯電話を携帯するとともに、最寄りの警察等の電話番号を登録しておく
- 防犯グッズ（防犯ブザー、催涙スプレー等）を携帯する
- 訪問の場所、滞在時間、移動手段、経路などを職員間で共有する
- 安全を確保できない場合は訪問の中止を考慮する

図5 ステーションからの契約解除に関する契約条項の例

　以下の事項に該当する場合には、本契約の全部または一部を解除させていただくことがあります。

①契約者が契約締結時にその心身の状況および病歴等の重要事項について、故意にこれを告げず、または不実の告知を行い、その結果、本契約を継続しがたい重大な事情を生じさせた場合

②契約者による、サービス利用料金の支払いが6カ月以上遅延し、相当期間を定めた催告にもかかわらずこれが支払われない場合

③契約者が、故意または重大な過失により事業者またはサービス従事者もしくは他の利用サービス等の財物・信用等を傷つけ、または著しい不信行為を行うことなどによって、本契約を継続しがたい重大な事情を生じさせた場合

④契約者の行動がサービス従事者の生命、身体、健康に重大な影響を及ぼす恐れがあったり、あるいは、契約者が重大な自傷行為(自殺に至る恐れがあるような場合)を繰り返すなど、本契約を継続しがたい重大な事情が生じた場合

図6 説明書やサービス案内に盛り込む「ご利用者様へのお願い」の例

　ご利用者様やご家族の方との信頼関係を構築し、最良の看護を提供するためにも、以下の事項につきましてご理解・ご協力をお願いいたします。

①訪問看護は主治医の指示に従い行われますが、看護ケアなどで分からないことはお尋ね下さい。そして理解し、合意の上で受けて下さい。理解・合意できない場合はその旨をお伝え下さい。

②ご利用者様に最適な看護を提供するために、訪問時に心身や生活の状況などの情報提供をお願いいたします。

③訪問看護は、救命が最優先されます。しかしながら、救命医療に関してのご利用者様自身の意思表示が明確かつ有効な場合は、その意思を尊重いたします。ご利用者様自身の意思が不明な時は、ご家族の希望をお伺いします。

　また、宗教的信条、ドナーカード、リビングウイル、病院へ救急搬送の諾否など、明確な意思がある場合は事前に明示して下さい。

④身体的暴力や暴言、あるいはセクシュアルハラスメントやストーカー行為を行った場合は、サービス提供を中止させていただく場合があります。また必要に応じて警察へ通報いたします。

⑤看護師などへの過剰な要求は、訪問看護サービス提供に重大な影響が生じるため応じられません。場合によってはサービス提供を中止させていただく場合があります。

⑥報酬の請求を受けた時は、期日までに速やかにお支払い下さい。

　お気づきの点やご不明な点がございましたら、遠慮なく看護師や訪問看護ステーション事務員などへご相談下さい。

トラブルを生まない組織づくり

　利用者やその家族からクレームが寄せられる場合には、いくつかの要因が考えられます。例えば、①**利用者・家族への説明不足**、②**利用者の状況の把握不足**、③**利用者の要望の把握不足**、④**職員間での情報共有および連携の不足**、⑤**記録の不備**などが挙げられます。お互いを支えあうチームワークを築き、トラブルを予防しましょう。

　また、利用者の権利を優先し職員の権利が尊重されない風土や、暴力を許容するような風潮、人員不足で常に業務に追われている状態では、トラブルが生じやすくなります。普段から、ささいなことでも相談しやすい雰囲気をつくることが大切です。

　一方、職員の不適切な接遇、相手のプライドを傷つけるような言動、利用者とのコミュニケーション不足等が、利用者の暴言や暴力行為を引き起こす原因となることもあります。職員教育の中に接遇やコミュニケーション能力の向上を目指した内容を取り入れることもお勧めです。

トラブル発生時の対処方法

　実際にトラブルが発生してしまったときは、どのように対応したらよいのでしょうか。被害者と管理者それぞれの**トラブル発生時の初期対応**を表10 に示しました。また、管理者に求められる**トラブルの事後対応**は表11 に示しましたので、ご確認ください。

　警察が設置している「**警察相談専用電話 # 9110**」では、近隣や職場でのトラブルなどさまざまな悩みごとや困りごとについて相談できます。電話番号「#9110」に電話をかけると、全国どこからでも、その地域を管轄する警察本部などの相談窓口につながり、相談者の要望を聞きながら対応してくれますので、職場で情報共有しておくとよいでしょう。

表10 トラブル発生時の初期対応

暴力行為の場合		
被害者の対応	安全の確保	・加害者から一定の距離をとる（避難する、逃げる）
	連絡・記録	・ステーションや上司に状況を報告する ・緊急時は警察に通報する ・事実（発生した日時、暴力の実態、加害者等）を記録する ・看護記録に記載する
管理者・上司の対応	指揮	・事実を確認する ・被害者への対応係、加害者への対応係、連絡調整係等の職員の役割分担を決定し、行動を指示する
	被害者対応	・被害者の心身の状況を確認、受診の必要性を判断し、手配をする（目に見える外傷がない場合でも、医療機関で心身の状況を確認してもらうことが重要） ・被害者が大きな傷害を負った場合には、本人の了承を得て被害者の家族に連絡する ・被害者の意思を尊重し、早退・休暇等を含めた業務調整を行う ・被害者を帰宅させる場合は、次の勤務について確認する ・被害者が自責の念を持つことがないように留意する
	連絡・調整	・行政機関、ケアマネジャー、地域包括支援センターへ連絡する ・警察への通報等について判断する
	加害者対応	・安全を確保し、状況の確認を行う ・加害者の家族に連絡する ・契約内容に基づきサービス提供を行っているため、過剰な要求には応えられないことを説明する ・契約外の要求については、実施できない、もしくは別途契約が必要であることを説明する
セクシュアルハラスメントの場合		
被害者の対応	安全の確保	・加害者から一定の距離をとる（避難する、逃げる） ・不快な言動であることを加害者に意思表示する
	報告・相談	・不快に思ったことは我慢せずに上司や信頼できる職員に相談する
	記録	・発生した日時、内容、加害者等について記録する
管理者・上司の対応	被害者対応	・落ち着いて話が聞ける場所（個室等）で被害者の話を最後まで聞く（プライバシーが守られるよう配慮する） ・被害者が不快だと感じた具体的な言葉・態度・行動等を確認する ・被害者が求めていることを把握する
	加害者対応	・加害者に事実を確認する ・被害者にとって不快である行為をやめるよう伝える

| 表11 | 管理者に求められるトラブルの事後対応 |

被害者への対応	・被害者の希望を確認し、勤務調整（休暇、半日出勤、時差出勤）と業務調整（人と接する業務を避ける等）により十分な休養がとれるよう支援する ・被害者の希望に応じて、暴力被害に遭うきっかけとなった業務等、暴力行為を思い出すストレス要因を避けるよう調整する ・継続的な受診（治療）が必要な場合には受診時間を確保する ・専門家によるカウンセリングが受けられるよう支援する
加害者への対応	・事情を確認する ・暴力行為やセクシュアルハラスメントに至った経緯を確認する ・暴力行為やセクシュアルハラスメントにより被害者にどのような事態が発生したかを説明する ・暴力行為やセクシュアルハラスメントが今後発生しないように解決策を話し合う ・解決策が守られない場合や再度暴力行為やセクシュアルハラスメントが発生した場合の対処について、法的措置を含め具体的に警告する ・暴力行為やセクシュアルハラスメントの程度、頻度により、言葉による警告では不十分な場合や有効でない場合は、書面で警告する（できれば専門家（弁護士等）に相談した上で書面を作成するのが望ましい） ・職員の安全が確保できない場合は、加害者へのサービス提供の中断を検討する ・暴力行為が症状や疾病に起因する場合は、主治医に治療内容等を相談する
ステーション内の対応	・加害者への対応、組織的な対応、再発防止対策（安全管理体制の改善、マニュアルの改訂等を含む）を、被害者を含む全職員に伝え、安心して働ける環境を整備する ・トラブル発生後の実際の対応を評価する ・評価に基づきリスクの再アセスメントを行う
外部機関との調整	・ケアマネジャー、主治医、行政の担当課、地域包括支援センターなど関係機関に、事実とステーションの対応を報告 ・警察に被害届を出す場合は被害者本人が行う必要がある。管理者はその記述等を支援する ・刑事訴訟、民事訴訟（損害賠償）等の法的措置をとる場合は、情報提供を行う ・加害者との交渉が必要な場合は、被害者の希望に応じて管理者等が代理となり対応する。必要に応じて弁護士などの専門家の協力を得る

ステーションの利用に関する看護重要事項説明書や看護契約書、案内パンフレットを見直したところ、利用者の権利擁護や手厚いサービス内容に関する記載は充実しているものの、看護提供に関する協力のお願いやステーション側からのサービス契約終了に関する項目はありませんでした。そのため、サービスの利用開始時にも、協力依頼事項や契約解除に関する説明ができていないことが分かりました。

　そこで、訪問看護にまつわるトラブルを想定して説明書や契約書、パンフレットの内容を充実させ、ステーションの全職員で読み合わせを行いました。職員もリスクとその対応が分かり、よかったようです。

利用者に重要事項説明書や契約書について説明するのは、契約開始時のみで問題ありませんか。

　訪問看護サービスの提供に当たっては、重要事項を記した文書を交付して説明を行い、サービス提供開始について利用申込者の同意を得なければならないと定められています。（2000 年（平成 12 年）厚生労働省令第80 号 5 条）。

　利用者やその家族とステーション職員の双方が、重要事項説明書や契約書の内容をよく理解し、定期的にサービス内容や利用方法を確認することは非常に重要なことです。ですから、サービス提供開始時だけでなく、サービス内容に変更が生じたとき、診療報酬や介護報酬が改定されたときなどには、再度、文書を用いて説明するとよいでしょう。

職員のモチベーションを上げる アイデア

　職場で「ステーションの職員として、"適正な看護"とは何か」というキーワードを話題にしてみましょう。看護観や看護技術は人によって捉え方が千差万別であるため、看護サービスにばらつきが生じます。加えて、訪問看護は、利用者宅に各職員が主に単独で訪問するため他の職員の看護実践が見えづらく、提供する看護に差が生まれやすい傾向があります。

　例えば、ある職員が利用者や家族に依頼されるがまま、契約外である部屋の掃除や雑用などを請け負ってしまったとします。それにより、次の利用者宅への訪問に遅刻してしまったとしたら、ステーション職員としての適正な看護とは言えないでしょう。一方で、利用者や家族の役に立ちたいという思いが強い看護師は、契約外の申し出を断ることによるジレンマに苛まれるケースもあります。そして利用者にとっては「あの職員さんはこんなこともやってくれたのに、この職員さんはやってくれない」というステーションへの不満につながりかねません。

　だからこそ、ステーションの職員としての"適正な看護"を管理者が示したり、職員間で話し合うことが重要になります。「私たちのステーションの"適正な看護"は、なんでも屋さん・便利屋さんではなく"質の高い看護提供・利用者の健康管理"をすること」といったポリシーを示したキャッチフレーズを決めることもお勧めです。ステーションとしての軸が定まれば、おのずと職員間の看護サービスの質も足並みが揃ってくるでしょう。

防災対策

自治体が主催する防災の日に向けたイベントの案内が届きました。それを見た青海さんは、自治体や地域の自治会、医療機関等の防災の取り組みについて関心を持つとともに、ステーションの防災体制について見直すことにしました。

　いつ何時、発生するか分からない自然災害。事前の危機管理が整っていなければ、発生時の対応や事後の処理においても支障を来すことになります。ステーションにおいても自然災害に備えて職員や利用者を守るための対策は必要です。

訪問地域の災害リスクと防災対策を知る

　地震や津波、台風や豪雨、土砂災害、豪雪、洪水、火山噴火など地域によって起こり得る自然災害はさまざまです。ステーションの所在地周辺や訪問地域では、過去にどのような自然災害が起きたか、今後どのような自然災害が発生する可能性があるのか知っていますか。自治体等が作成しているハザードマップを確認するなど、**地域の防災対策に目を向けてみましょう**。併せて地域の医療機関や警察署、消防署、避難所等の情報を再確認しておくとよいでしょう。

ステーションの防災対策

　災害発生時は、職員自身も被災者になります。まず、**職員が自分の命を守ることを大前提とした上で、ステーションの防災計画やマニュアルを作成し**ましょう。防災計画やマニュアルは定期的に見直し・更新することが重要

です。日頃から職員間で災害発生時の対応について話し合い、情報共有を図りましょう。

　また、自治体や地域の医療機関、介護福祉施設等と交流を深め、災害発生時に協力体制を構築できるようにしましょう。

防災計画やマニュアルの策定と運用

防災計画・マニュアルの策定

　ステーションの防災計画やマニュアルを策定する際には、①ステーションの防災に関する基本方針の策定、②防災計画・マニュアルが対象とする災害の選定、③現状の把握と防災計画・マニュアル策定、④防災計画・マニュアルの運用、⑤防災計画・マニュアルの定期的な点検・是正という流れを意識するとよいでしょう。

　対象とする災害を具体的に設定すると、具体的な防災対策も立案しやすくなります。稀有な大規模震災ではなく、震度4〜5の地震など、避難方法や自分の身の安全の確保などについて判断に迷うような災害を取り上げることをお勧めします。

　防災・減災にむけた災害対策マニュアルの例や策定方法は、書籍や雑誌、都道府県看護協会のホームページ等で紹介されていますので、参考にされるとよいでしょう。例えば、公益社団法人徳島県看護協会（http://toku-na.jp/houmon/）や福島県訪問看護連絡協議会（http://flan-st.com/manual/）は、「災害対策マニュアル」をウェブサイトで公開しています。

BPC の策定

　BCP（事業継続計画）を策定することもお勧めしています。BCP とは、大地震、集中豪雨や洪水等の水害、新型インフルエンザ、テロ等の緊急事態が発生した際でも、被災後に業務をできる限り早期に再開するための取り決めや準備事項を定めた計画のことです。

　BCP は、業務の再開や復旧対策だけでなく、災害前の対策、災害時の初動対応や緊急時対応も含めて考えます。中小企業庁はウェブサイトで「中小企業 BCP 策定運用指針」（http://www.chusho.meti.go.jp/bcp/index.html）を公開しています。当該ページでは、BPC 策定が簡単にできるツールや、

職員の連絡先等の記入用フォーマットなどを準備していますので、参考にしてみてください。

防災計画・マニュアルの運用

防災計画やマニュアルを策定後は、被災時に最大限活用できるように、定期的に全職員が再確認する機会を設けたり、非常時でも手に取りやすいところに設置しておきます。連絡先一覧や組織体制については、ステーションの玄関や掲示版、電話の近くなどに掲示しておくことをお勧めします。

利用者に対する防災教育

大規模な自然災害が発生した場合は、ステーションのサービスを停止しなければならないこともあるでしょう。**ステーションは、あらかじめ利用者や家族に災害時の対応について、重要事項説明書に明記したり、資料を配布したり明確なかたちで説明し、理解を求めることが重要です。**さらに、普段から利用者や家族自身の災害への備えについて一緒に考えることは、利用者や家族の主体性を尊重しながら、命や健康、暮らしを守ることにつながるといえます。

防災意識の醸成

年間計画策定時に、あらかじめ自然災害に対する訓練日やマニュアル見直し日を設けたり、ステーションの中で「防災キャンペーン」を実施して、職員や利用者・家族への注意喚起につなげる試みもよいでしょう。特に9月1日の防災の日や、東日本大震災があった3月11日の前後であれば、地域で防災イベントが行われたり、新聞やテレビ等のメディアでも自然災害や防災対策に関する情報が発信される機会が多くなります。職員や利用者・家族の関心も高くなりますので、その時期に防災対策に関連した業務を設定することが有効でしょう。

青海さんは、「災害対策」をテーマにカンファレンスを開き、自治体から取り寄せたハザードマップを基に、ステーションや訪問先でどのような災害が起こり得るのかを共有しました。そしてステーションとして、利用者や家族に事前に説明することや、地域の医療機関や介護事業所との連絡体制や支援体制を整える必要性などを確認しました。まずは防災の日のイベントに参加してみることにしました。

 被災後を支える公的制度にはどのようなものがありますか。

 自然災害後には、被災者支援のための公的な制度がいくつかあります。災害救助法では、衣類や食料品・学用品の給与、炊き出し、医療、助産の提供などが救助の種類として設定されています。災害弔慰金・災害障害見舞金は災害で家族が亡くなった場合に支給されます。被災者生活支援制度では、持ち家などが倒壊して無くなったときなどに支給されます。ほかにも、被災時の際は税金や社会保険料の減免といった特別措置がとられる場合があります。どのような制度があるのか市町村の窓口で確認をして、確実に手続きできるようにしましょう。

職員の**モチベーション**を上げる アイデア

防災の基本は、「自分の身の安全は、自分で守る」ことです。この自助の原則を踏まえながらも、組織として防災・減災に向けたステーション内の対応を話し合っておくことが、緊急時の対応が整っている職場であるという安心感につながります。ただし、いくら対策を練っていても、突発的な災害に的確に対応することは難しいものです。だからこそ、定期的に状況に応じたできること・できないこと等や利用者・家族への対応をしっかり確認しておきましょう。

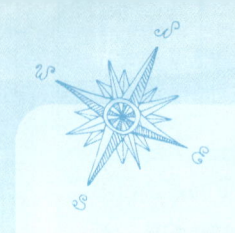

おわりに

　本書が生まれたのは、ある訪問看護ステーションの管理者の声がきっかけでした。

　「労務管理に関する法律って、冷たく、重々しくて堅苦しい印象があって苦手」

　実は、筆者も法律を学び始める前はそのような印象を持っていました。しかし、今は違います。本書をお読みになった皆様はいかがでしょうか。

　法律は、私たちの社会生活を安全にそして円滑に運営していくために生まれ、時代に合わせて変化しています。法律という「灯台の光」は、その時代に起きた事象を基に見直され、よりよい未来になることを願って新しく設けられたり、光の強さや角度が調整されてきたのです。それぞれの法律の裏に、多くの人の思いや物語があることを知ると、法律にも温かさや愛おしさが感じられるのではないでしょうか。本書を通じて、法律に基づく労務管理の印象がポジティブなものに変わられたのなら嬉しく思います。

　「はじめに」でも触れましたが、本書の内容は 2019 年 2 月時点の法律の内容および解釈に基づいています。ですから、それぞれの訪問看護ステーションで就業規則や各種制度を策定・変更する場合は、その時点での法律に沿った内容であるかを確認する必要があります。「調べ直すのは面倒」と思われるかもしれませんが、法律を安定した運営のためのツールと捉え、活用していただきたいと思います。

　管理者には、自身の訪問看護ステーションの置かれた経営状況や運営状況を冷静に見極め、進むべき方向を見据えてリーダーシップをとることが求められます。リーダーシップと一口に言っても、管理者のパーソナリティとステーションの状況に応じて、さまざまなスタイル

があるでしょう。現場に徹底介入して取り仕切る方、信頼した部下に任せる方、職員と同じ目線に立って働く方……。いずれにせよ、ステーションの方向性を模索する上では、管理者の勘や経験だけで検討するのではなく、周囲の援助を得ることが大切です。運営に関する意思決定の精度を上げるためには、弁護士、公認会計士、税理士、社会保険労務士といった専門的なアドバイザーの協力を得ることも有効でしょう。

　訪問看護ステーションを安定して運営するため、ひいては利用者さんやその家族をしっかりと支援し、地域医療での役割を果たしていきたいという思いを実現するために、労務管理に前向きに取り組んでみてください。その傍らで、本書が少しでもお役に立つことを願ってやみません。

　これまでお会いしてきた看護管理者の方々からは、本書でも紹介している訪問看護ステーションだけでなく、地域連携の中で生み出されてきたさまざまな知恵や工夫、労務管理をしていく上での勇気や覚悟といった多くのことを教えていただきました。深く感謝申し上げます。また、本書を書き上げる際には、表現方法や内容、デザインについて、弊所で共に働く仲間や日本看護協会出版会の田中美紗子さんに多大なるご協力・ご助言を頂戴しました。この場を借りて御礼申し上げます。

2019 年 3 月（平成最後の年に）　加藤明子

索　引

● 著書プロフィール

加藤明子（かとう・あきこ）

加藤看護師社労士事務所代表
看護師・特定社会保険労務士・医療労務コンサルタント

中央大学商学部商業・貿易学科を卒業後、独立行政法人国立病院機構災害医療センター附属昭和の森看護学校に進学。看護師免許を取得後、消化器・一般内科、精神神経科病棟にて看護師として勤務しながら、患者や家族へのサービスの向上、業務効率の改善などに取り組む。病棟看護の中で、労働関係法や社会保障制度を活用する必要性を感じ、社会保険労務士となる。社会保険労務士法人にて社会保険労務士として勤務後、公益社団法人日本看護協会に入職。看護職の労働環境改善に向けた事業に従事。
現在は、加藤看護師社労士事務所を設立し、労働関係法、社会保険各法に基づく手続業務や労務管理の支援を行っている。各種厚生労働省事業のコンサルタント等を歴任。日本赤十字看護大学非常勤講師、日本赤十字社幹部看護師研修センター講師、国際医療福祉大学看護生涯学習センター講師、社会福祉法人恩賜財団済生会アドバンス・マネジメント研修講師、東京労働局委託事業東京都医療勤務環境改善支援センターにて医療労務管理アドバイザーを務める。

ほうもんかんご　　　　　　　　　　　　　　　　ろうむかんり
訪問看護ステーションの労務管理

2019 年 4 月 15 日　第 1 版第 1 刷発行　　　　　　　　　　　　　　　　〈検印省略〉

著者 ....加藤明子
　　　　　　　　　　　かとうあきこ

発行 ....株式会社 日本看護協会出版会
　　　　　　　　　　〒 150-0001 東京都渋谷区神宮前 5-8-2　日本看護協会ビル 4 階
　　　　　　　　　　〈注文・問合せ／書店窓口〉TEL / 0436-23-3271　　FAX / 0436-23-3272
　　　　　　　　　　〈編集〉TEL / 03-5319-7171
　　　　　　　　　　http://www.jnapc.co.jp

装丁・デザイン ......paper stone
印刷 ....株式会社フクイン